歯科医院の活性化　仕事の視える化シリーズ

Part 1

マニュアル作りで仕事《しごと》を視《み》える化

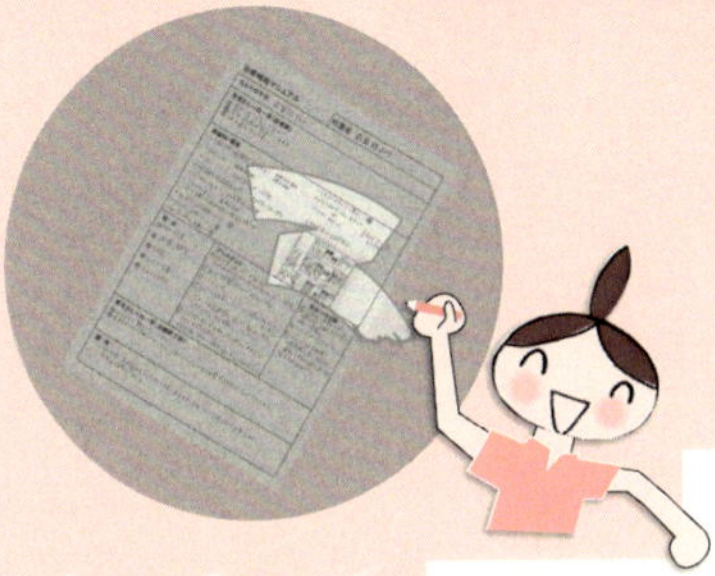

小原啓子　編著

医歯薬出版株式会社

執筆
小原　啓子　　　株式会社デンタルタイアップ代表

執筆協力
高瀬沙都美　　　カマタ歯科クリニックチーフ　歯科衛生士
中村　彩希　　　阿品ファミリー歯科副チーフ　歯科衛生士

写真協力
橋本歯科クリニック
阿品ファミリー歯科
カマタ歯科クリニック
伊藤歯科クリニック
佐伯歯科医院
中西歯科矯正歯科
ハッピー歯科医院

This book was originally published in Japanese
under the title of :

SHIKAIIN NO KASSEIKA SHIGOTO NO MIERUKA SHIRIZU PATO 1
MANYUARU DUKURI DE SHIGOTO WO MIERUKA
(Flourish your Dental Office Workflow Visualization Series
Part 1 Visualize by Creating Task Manuals)

Editor :

OBARA, Keiko
Dental Tie-Up Director

ISHIYAKU PUBLISHERS, INC.
7-10, Honkomagome 1 chome, Bunkyo-ku,
Tokyo 113-8612, Japan

はじめに

院長が理念を作り、そのうえでチーム一丸となって変革に乗り出そうとしているみなさん。いかがお過ごしですか。

『チームで取り組む歯科医院の活性化』を読まれたあなたは、少しばかりのショックとヒラメキを感じられたことでしょう。理念の神秘、使命の重み、人が覚悟したときの変化。歯科医院という組織が、どのようなプロセスを踏んで、進化していくのかを紹介しました。その基本を守りながら、私達の歯科医院を活性化していきましょう。

組織作りは、決して一日ではできません。

チームの中で、同じ理念を持ち、情報を共有し、日々のそれぞれが努力しているからこそ、その成果が見えたとき、互いに幸せを感じ、働く意欲が出てきます。

「歯科医院の活性化　仕事の視える化シリーズ」は、変革の流れに合わせて、読みながらでも進めていけるように構成されています。

パート1では、みんなで情報を共有するための「マニュアル作り」を、

パート2では、今では一般社会の常識であり、日本企業の組織文化として確立されていった「5S（整理・整頓・清掃・清潔・躾）」の歯科バージョンを、

パート3では、人を財産として育てるための「人財育成」を、

パート4では、言えそうで言えない「仕事を行ううえでの社会人・医療人としての常識」を、ご提案していきます。

「本を読んだからと言って、簡単にできますか」

そうですね。

簡単ではないけれども、今は全員で一つになって目標を定めて取り組むことです。

必ず、チーム一丸で歯科医療サービスを提供できる歯科医院に成長します。

さて、今回は、第一段。

まずは、理念に合わせて、それぞれの仕事のやり方を「視える化」するためのマニュアル作りからです。

たかがマニュアル。されどマニュアル。

作るためには、何度もミーティングを重ね、改善を繰り返し、改善することが当然の体制にしていきます。

マニュアル作成に合わせ、作業が進んでいくと「5S」という意識が出てきます。整理・整頓・清掃・清潔・躾です。この作業を合わせもってマニュアルは完成していくことでしょう。

その変化も紹介しながら、話を進めて参りましょう。

それでは、一ページ目からじっくりと…。

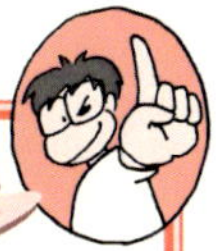

Check

『チームで取り組む歯科医院の活性化　歯科医院で起こる変革のドラマ』の本を、すでに読んだ

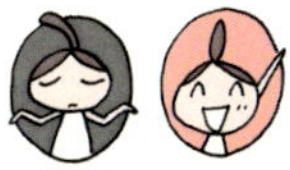

□はい ↓ スムーズに理解できるはずです

□いいえ ↓ ぜひに、その本から読まれてください。

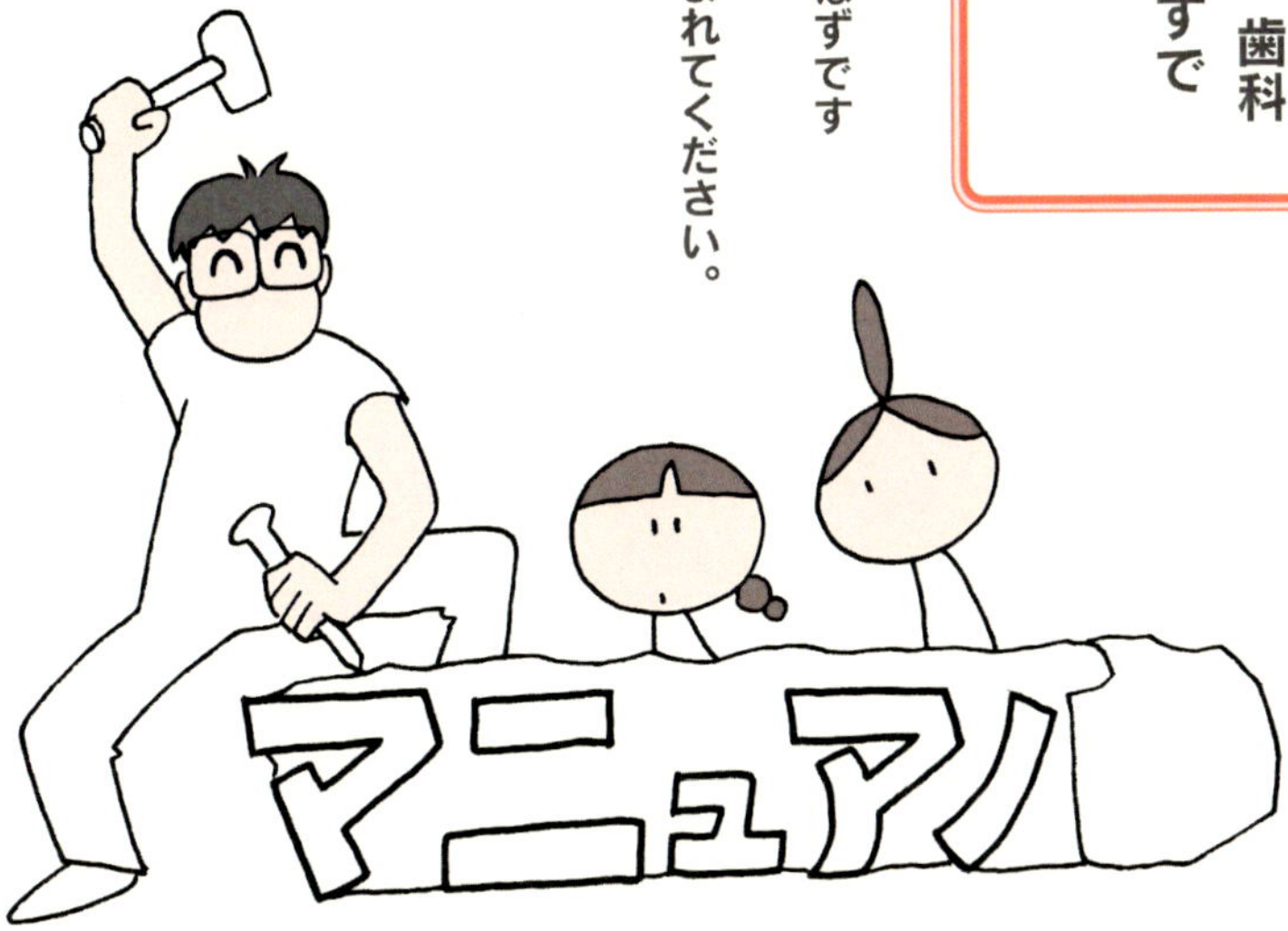

チームで取り組もう
デモ いっぺんには無理

少しずつ、できることをやればいい。でもネ、これだけは必要。明確な理念と守るべきその順序。

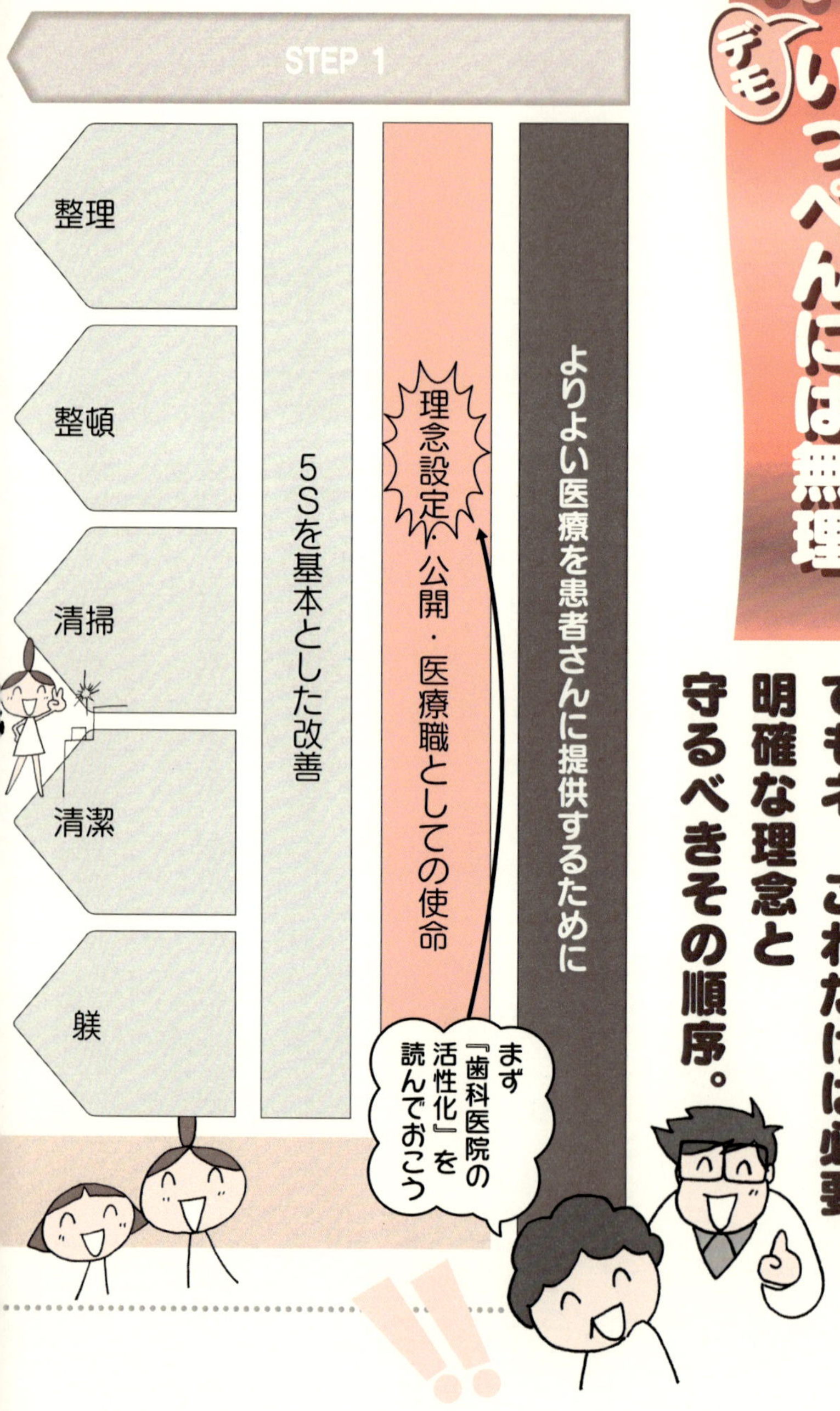
STEP 1
よりよい医療を患者さんに提供するために
理念設定・公開・医療職としての使命
5Sを基本とした改善
整理
整頓
清掃
清潔
躾
まず『歯科医院の活性化』を読んでおこう

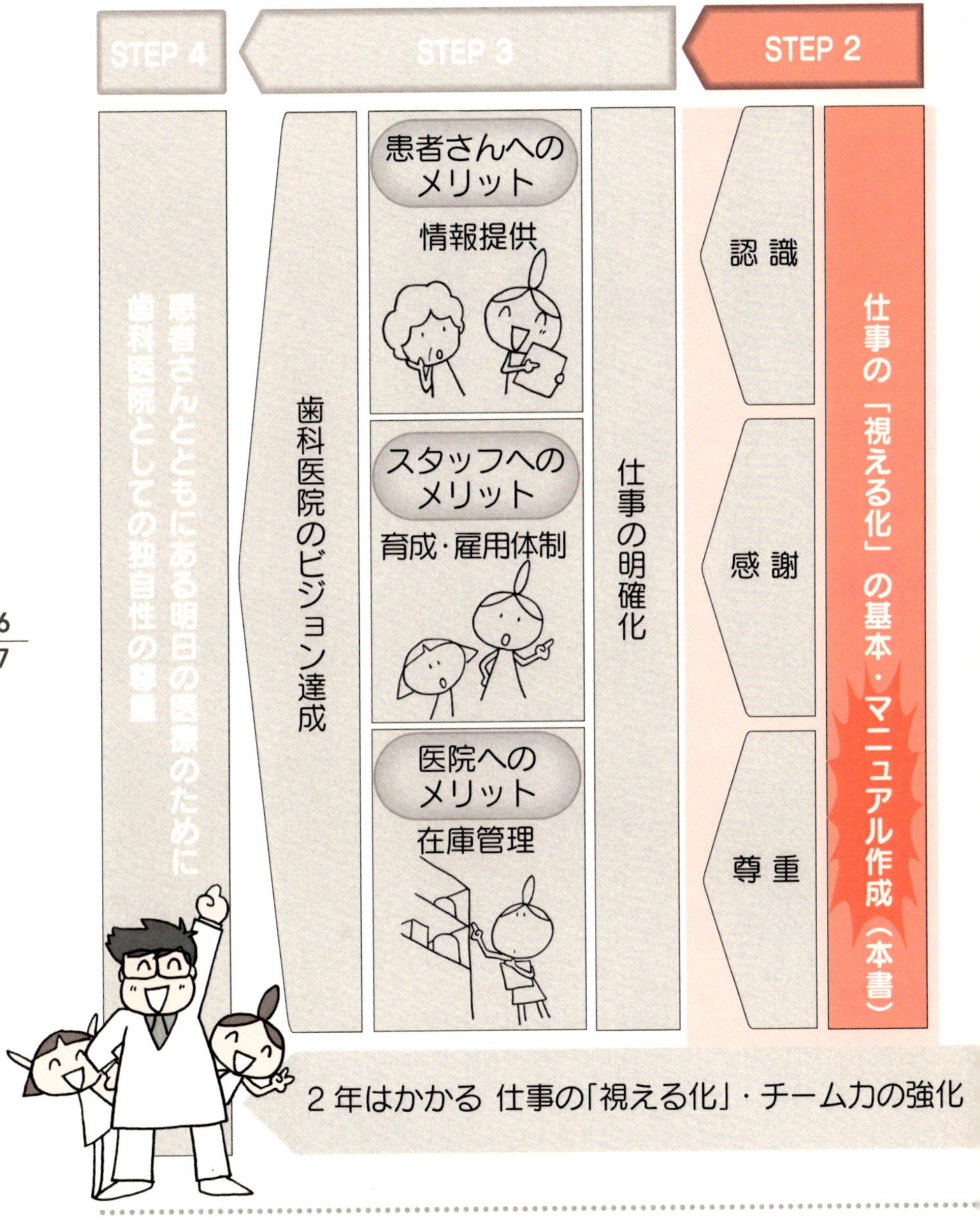
STEP 4
STEP 3
STEP 2
患者さんとともにある明日の医療のために
歯科医院としての独自性の尊重
歯科医院のビジョン達成
患者さんへのメリット
情報提供
スタッフへのメリット
育成・雇用体制
医院へのメリット
在庫管理
仕事の明確化
認識
感謝
尊重
仕事の「視える化」の基本・マニュアル作成（本書）
２年はかかる 仕事の「視える化」・チーム力の強化

歯科医院変革の流れ

今が大変なんです。どうすればいいの？

どんな歯科医院にしたいのか
院長がまずは語ること、
そして、何が問題なのかを
みんなで話し合ってみる。
最初は涙が出るかもしれない。
でもネ、本気で語り合うんです。
そしたら原因が見えてきて
やるべきことがわかるはず。

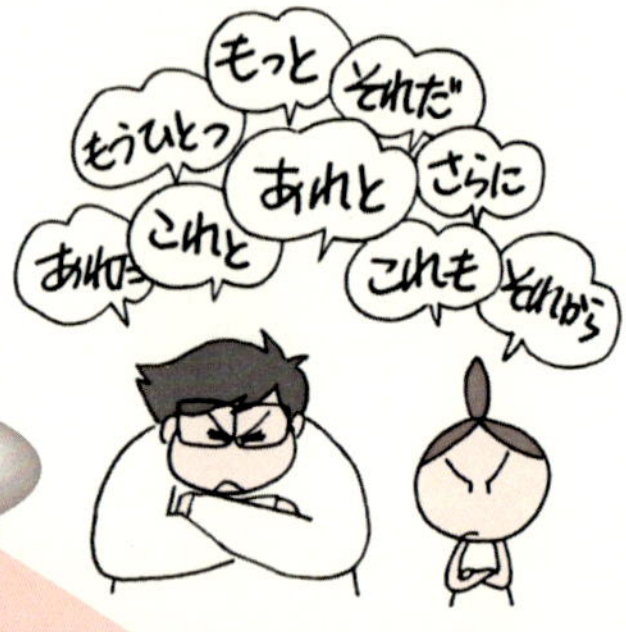

問題点の共有

みんなで同じ
意識になりましょう

問題点の抽出

チョット苦しい
作業かもしれません

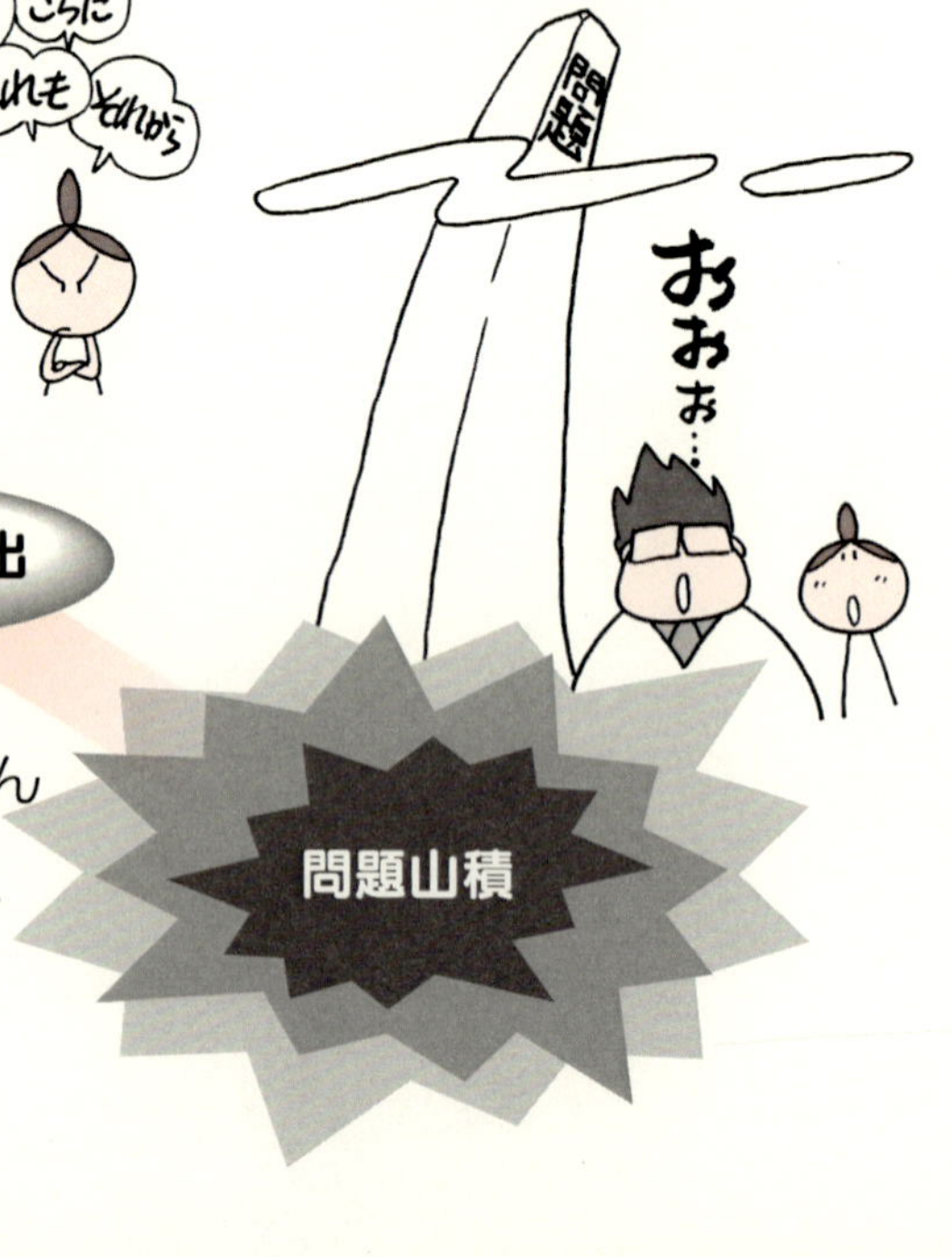

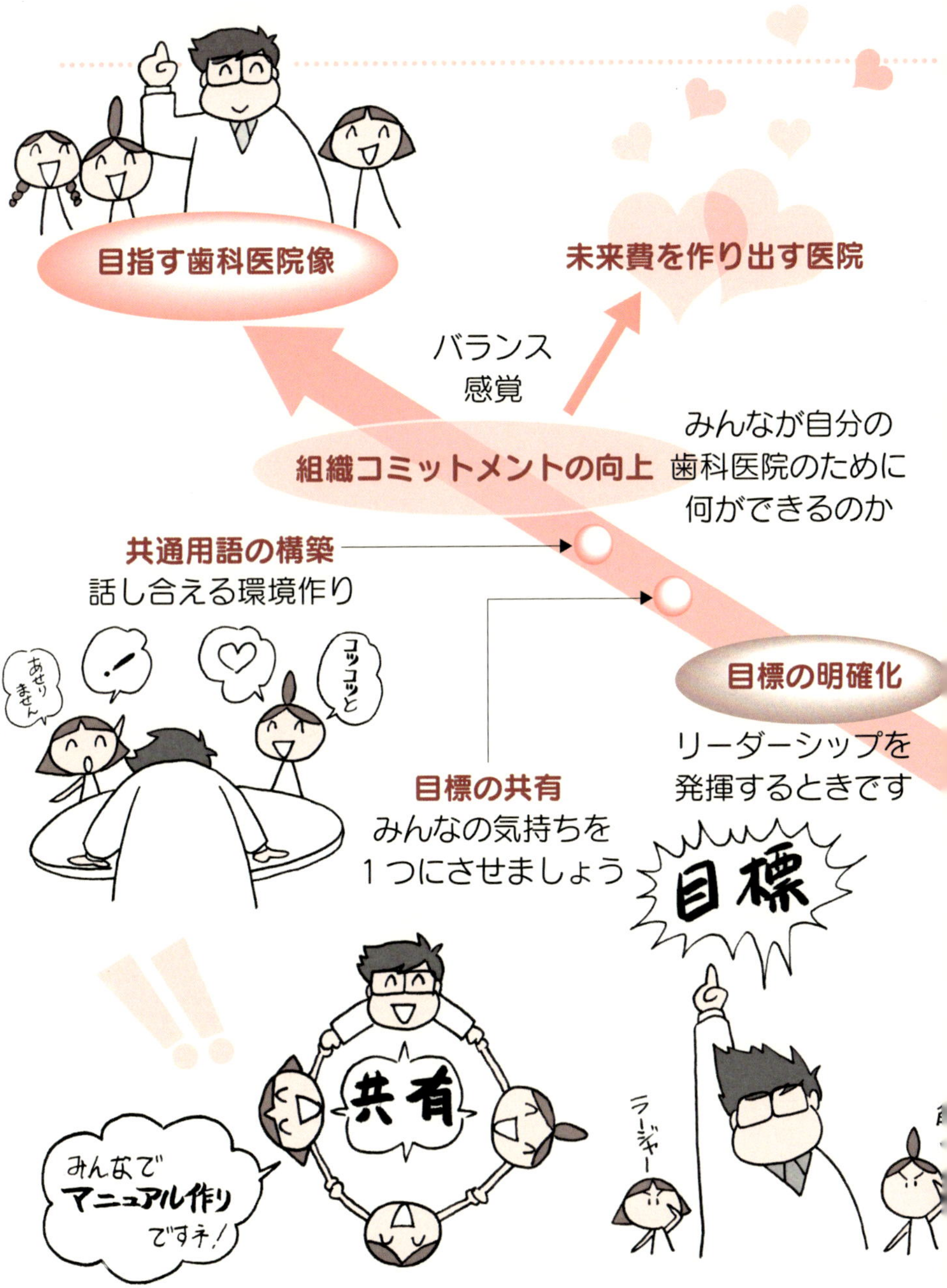

どんな歯科医院を作り上げるかのプロセス

何をすればいいの？に答えましょう

理念を心にとめながら、
みんなで目指す
目標へ。
いろんなことを
考えながら、
本気で取り組む
体制へ。

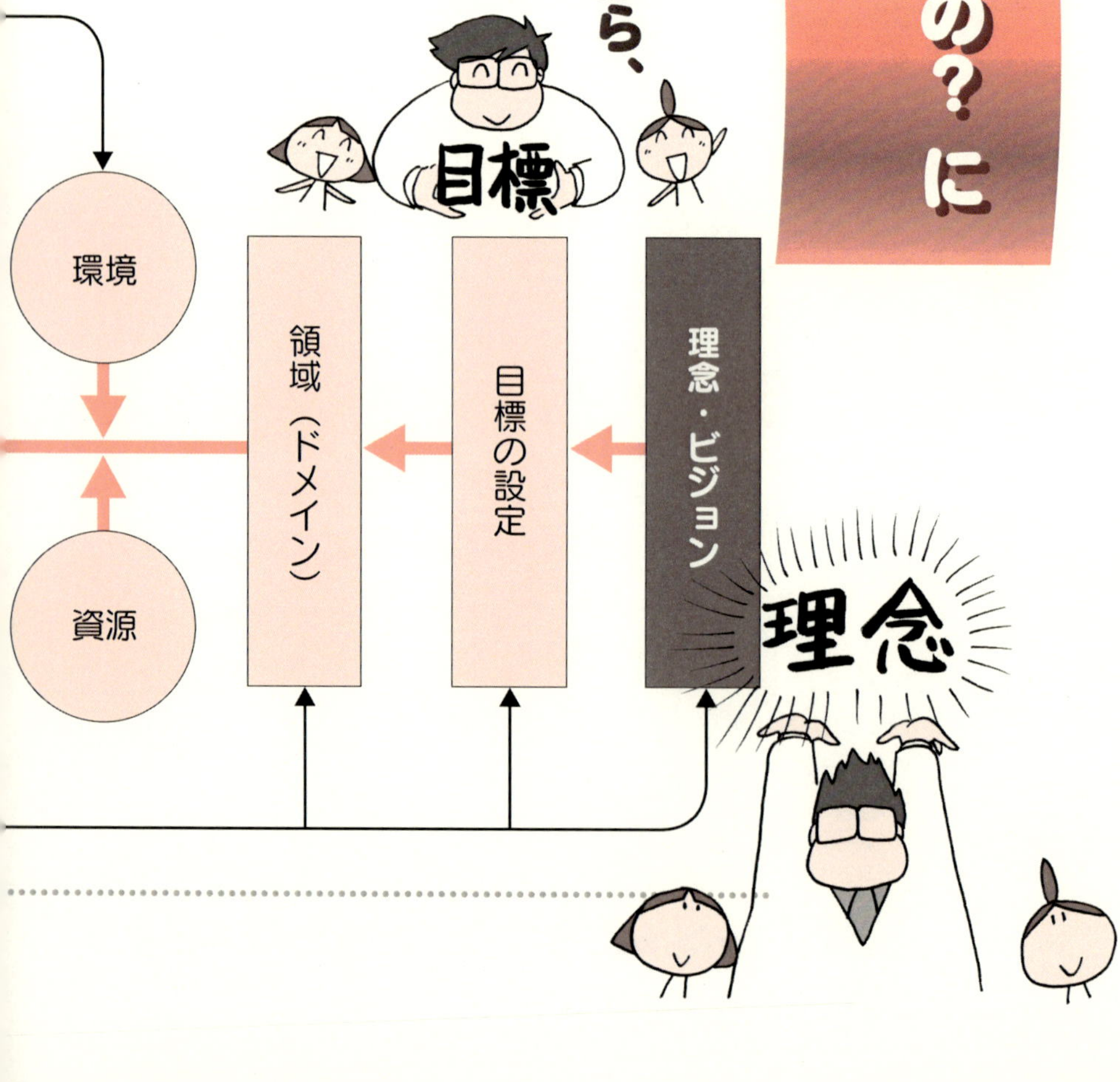

きっと未来は
見えてくる。
一人じゃないよ、
私達。
じっくり、
あせらず
取り組もう。
患者さんの
そして、私達の
ためだもの。

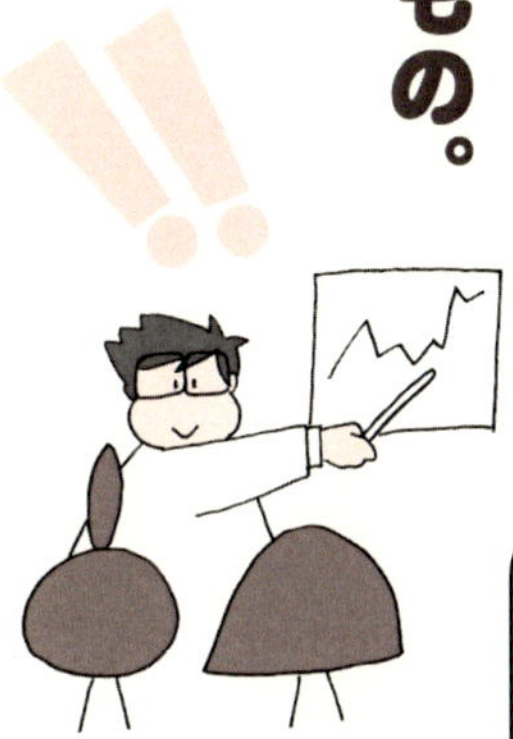

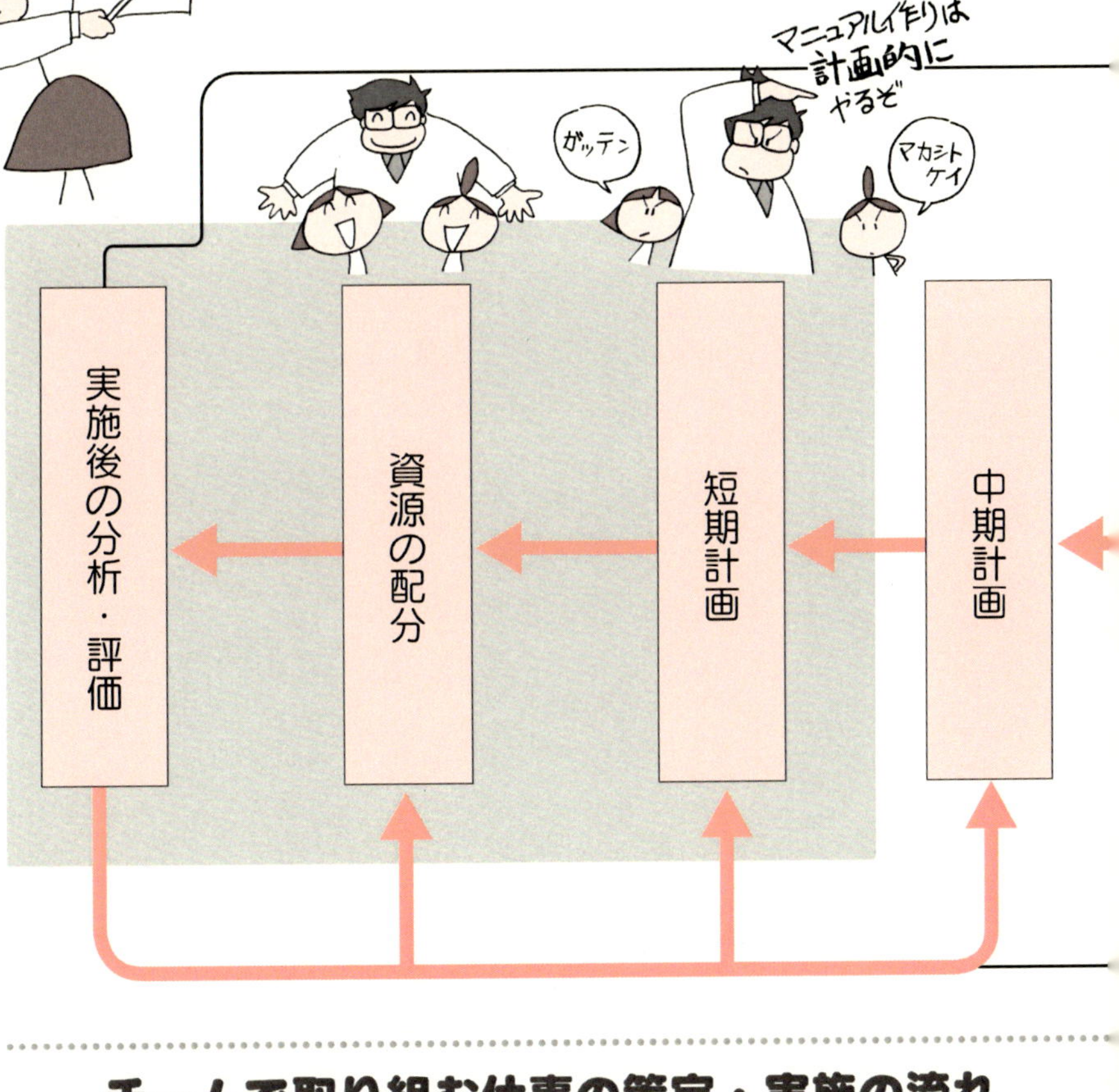
マニュアル作りは計画的にやるぞ
ガッテン
マカシトケイ
中期計画
短期計画
資源の配分
実施後の分析・評価

チームで取り組む仕事の策定・実施の流れ

Part 1 マニュアル作りで仕事《しごと》を視《み》える化

目次

CONTENTS

目次

第1章

「仕事を視える化」する

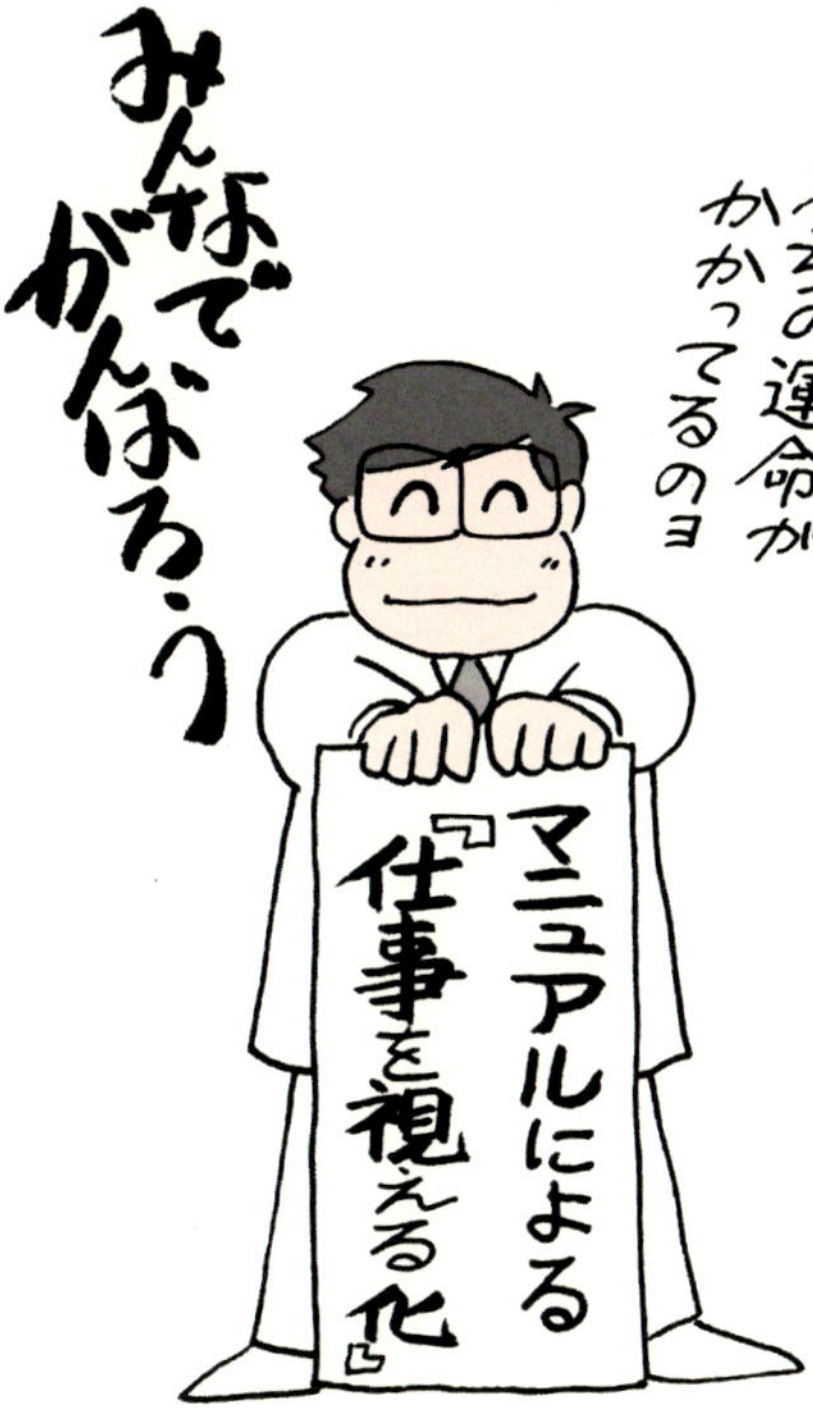

仕事を「視える状態」にする

『歯科医院の活性化』はすでにお読みいただいたでしょうか。そのことを期待しながら話を進めて参りましょう。

この本は、シリーズものです。

もし、「どうして、こんなことを言うのだろう」と思われましたら、ぜひとも一冊目の『歯科医院の活性化』をめくってみてください。院長が語られる理念をもとに、この『仕事の視える化シリーズ』は始まっているからです。

『歯科医院の活性化』の中では、歯科医院における基本的な戦略経営をまとめ、闇雲に不安な気持ちで歯科医院のあり方を考える必要はないということを述べてきました。

経営には、数々の研究されてきた理論があります。

一般社会で使われている考えを、歯科医院という組織に応用して、それぞれの個人の強みを生かした体制作りとシステム作りを行おうと提言しました。

今後、日本という国の変動により、歯科医療界にも必ず大きな現象が起きるはずです。そのときを迎えても、私達は最善の歯科医療サービスを地域の方々に提供し続けなければなりません。

それは、歯科医院が社会に対して責任ある組織だからです。

歯科医院を活性化し、スタッフ一丸で乗り切る体制を作るためには、「仕事を視える化」する必要があります。

見せようとする「意志」、見えるようにする「知恵」

その単純な作業の繰り返しにより、歯科医院は強い組織に育ち、文化を作ることになるでしょう。

この度のテーマは「マニュアルによる仕事の視える化」です。

強い組織とは

スタッフの目指しているものが一致していて情報が共有され、それぞれの行っている仕事が明確であるために、互いが認め、感謝し、尊重する体制を取っている組織をいう。

このような組織は、どのような状況に陥ろうとも歯科医療サービスの質を落とすことがない。

Check

歯科医院の将来について語り合ったことがある

□ **はい** ↓ スタッフ一丸ですネ。

□ **いいえ** ↓ これからです。次のページへ。

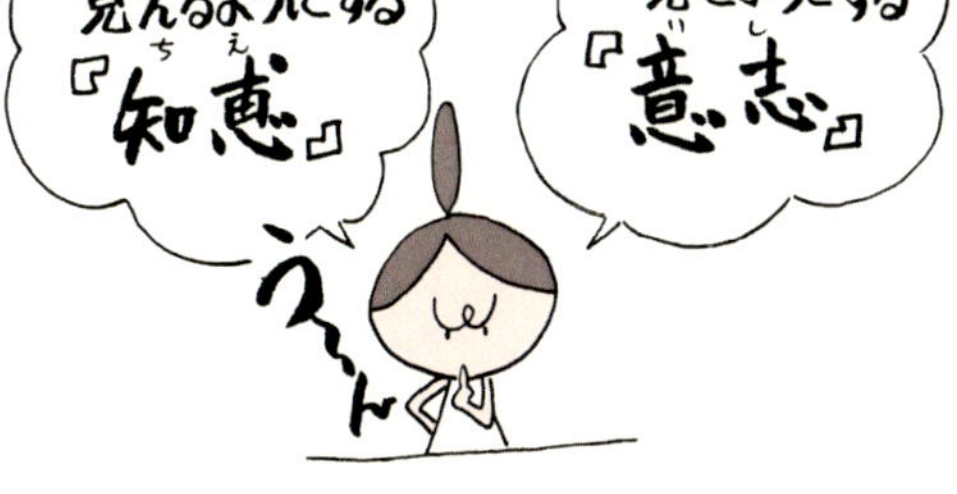

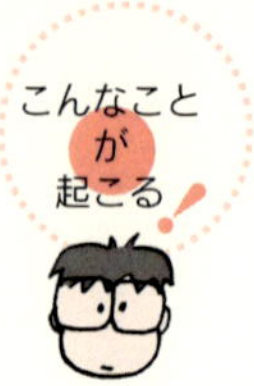

「仕事が視えない歯科医院」

ある院長との話。

なかなか仕事がうまくいかないと言う。

とても勉強熱心で、尊敬する先生のもとで何年も修行をして開業したとのこと。

「○○先生と同じようにやっているんですが、どうしてもうまくいきません」

「そうなんですか。何がうまくいかないんですか」

「人です。僕にはいい人がついてくれません。この二年、スタッフが絶えず変わってしまいます。古手のスタッフは、僕が何も言わないことをいいことに、新しく入って来た者につらく当たります。ベテランである彼女は、冷たくてきつい人です。だから、みんなが辞めてしまう」

「そうですか。それは大変ですネ」

「そうなんです。彼女こそ問題なんです。残っているメンバーも、彼女の影響を受けて態度が悪いんです」

「なるほど…」

「どうして○○先生と一緒のことをやっているのにうまくいかないんでしょうね」

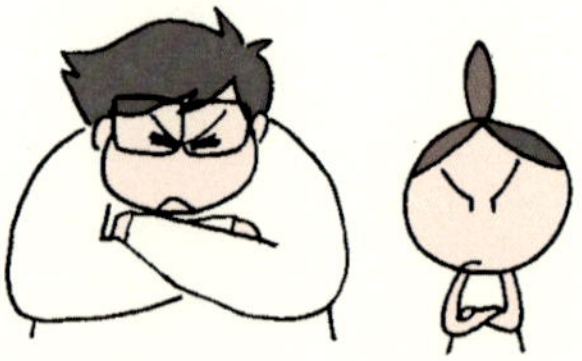

「先生、先生の歯科医院の理念は何ですか」

「理念って何ですか」

「先生の歯科医院で、先生が命を使ってまでもやり抜くことです。先生は歯科医院で何をしたいのですか」

「……。考えたことないな…。自分は補綴の治療を中心にやってきたからこそ、歯科衛生士さんにもとても期待しています」

「そうですか」

「こんなにやりがいのある仕事はないでしょう。歯周治療や管理をすることで、患者さんがおいしく食べられるようになるのですから」

「そうですヨネ。私も同じ気持ちです。そのためには何をしないといけないと思いますか」

「そりゃ、患者さんのことを思って、それぞれが勉強して治療をしないと」

「そうですネ。患者さんにはその通りです。それでは、そのために先生は歯科医院の経営者として、スタッフの方々に何をしてさしあげられますか」

「僕が彼女らにですか」

「そうです。スタッフの方々にです」

「患者さんに治療を提供するために彼女らに何をやってあげられるのか…。何なのかな」

「考えたことないですか」

「ウ〜ン。いつも、何で気持ちよく働いてくれないんだ、と思っていますから」

「そうですか。その不満をお持ちの先生がスタッフに接していらっしゃる姿を見て、患者さんは先生をどのように見ていらっしゃるでしょうか」

「そうだナ〜。もっと気持ちよく指示を出したらいいのに、と思われているかもしれない。もっとスタッフを信頼したらいいのに、なんて思っているかもしれないですネ」

「そうかもしれませんネ。先生、先生は彼女らの人生を預かっておられます。同僚ではありません。従業員を抱えていらっしゃるとはそういうものです。人は言わないと理解してもらえません。一緒に暮らしている家族や恋人でさえ、言わない限りわからないものです。だから恋人同士でも、いつでも『愛しているよ』って言ってってことになるでしょ。職場は他人の集合です。仕事をどのようにしてほしいと言わなくてもわかってくれ、はコクだと思いません？」

「そうだナ〜」

「先生、一緒に仕事をするのに、まずは先生の理念を語られることです。先生の志を示し、一緒に仕事したいとお願いすることです。たくさんの言葉などはいりません。恋人に愛を誓うとき、『君を愛している。だから大切にしたい。一緒にいてほしい』これだけで彼女は心にビ〜ンときて、この人に一生ついていこうと感じることができます。言葉は、本気で語ったときに心に響きます。スタッフのみなさんに先生の思いを語られることです」

「そうですヨネ。僕の思いは語ったことがない。僕は彼女らの顔色を見て遠慮してました」

「遠慮などいりません。先生の理念を語られた後は、みなさんがやっていることをすべてマニュアルにして見えるようにすることです。先生、現在難しいと考えておられる方も、きっと見えないところで歯科医院のために努力してらっしゃいますヨ。マニュアルを作って歯科医院のすべての仕事を書き出してみると、よくわかります。仕事は人生の三分の一の時間を費やします。人生心豊かに暮らしたいと思わない人などいません」

「そうか…。一からやらないといけないんですネ」

「焦らなくてもいいですヨ。一生は長い。そして何度でもやり直しがききます」

「そうですネ。少しずつです。わかりました。やってみます」

そして、歯科医院の一歩を踏み出していくのでした。

さあ、仕事や思いを視える化していきましょう。

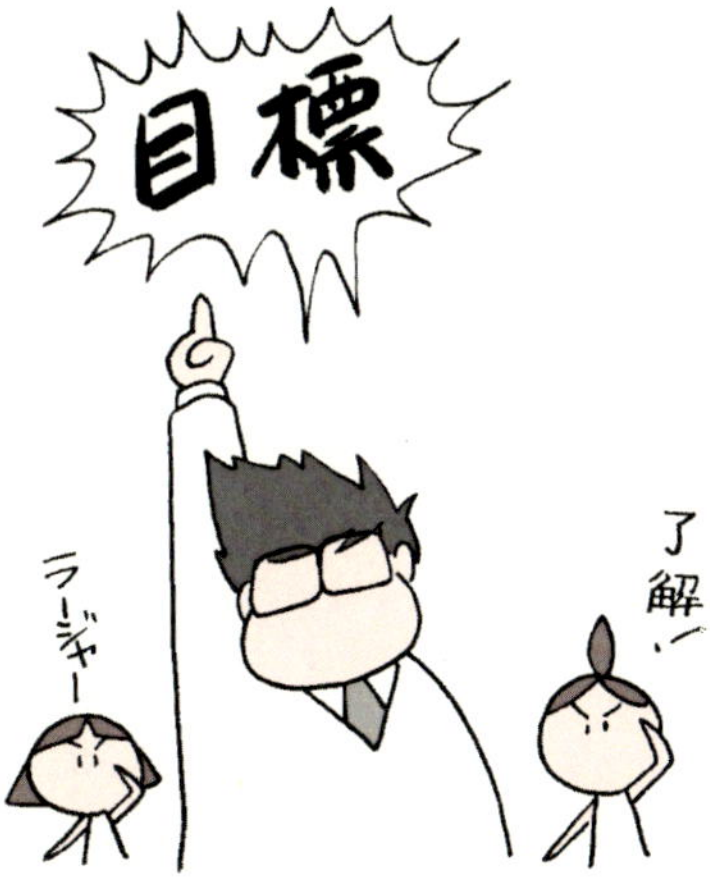

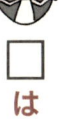

Check

この歯科医院は誰のもの？ふと考えることがある

□ はい ↓ 悩みがおありですネ。先に進む。

□ いいえ ↓ 歯科医院にかかわるすべての人のものです。答えが一緒でしたか？

仕事の「視える化」とは一体何か

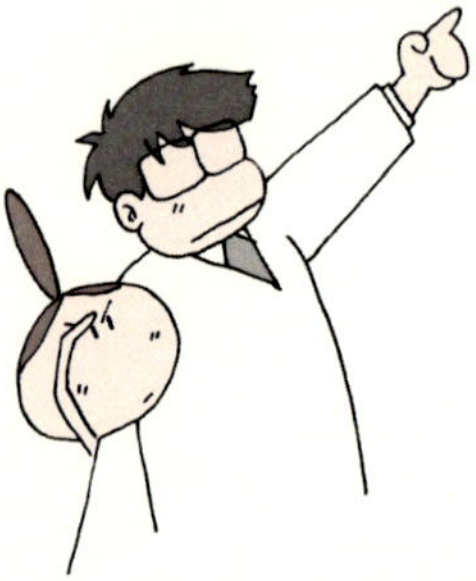

医療現場でのトラブルが頻繁に報道されます。

整形外科医院で点滴のつくり置き管理による集団感染、病院歯科での歯周炎治療用軟膏のシリンジ使い回し、眼科医院でレーシック手術器具の滅菌不十分による感染性角膜炎の集団発症など、まさに枚挙にいとまがありません。

それぞれのトラブルの原因は単純には片付けられませんが、決して突発的に起こるものではありません。

どの医療機関でも医療法に基づいて独自の「医薬品業務手順書」が作成され、「院内感染予防対策指針」による対応がなされています。

つまり、いくら書類で方針が作成されていても万全ということではありません。

問題は日常的に発生します。それが歯科医院の中で、敏感に感じ取られ、歪められたり、隠されたり、無視されることなく、改善すべき点として見えているかが大切です。

ここからは、あえて「見える」を「視える」と表現していきましょう。

歯科界はこれまで、「仕事の視える化」を意識して謳ってはいませんでした。

だから互いに意識し、「示して見える」状態を作りましょう。

「視える化」の話を進めていく前に、「みえる化」の意味を確認しておきます。

「みえる」はいろいろな漢字を使って表現することができますが、微妙なニュアンスの違いを使い分けるために、整理しておきます。

1 見える化

意識することなしに、目に飛び込んでくる状態を示しています。

一般企業においては、「見える化」と表現する場合が多いです。これは、現状を認識する情報、事実、数値をシステム化して、見る側の意向にかかわらない状況までに整備した状態を目指しているためです。

2 視える化

一般には、単に事実や数値を把握するだけでなく、つかんだ情報の本質や真因を注意深く見ようとするニュアンスで使われています。

この本では、意識して伝える「示して見せる」という意味で使っています。

図1 「みえる化」の4つのバリエーション

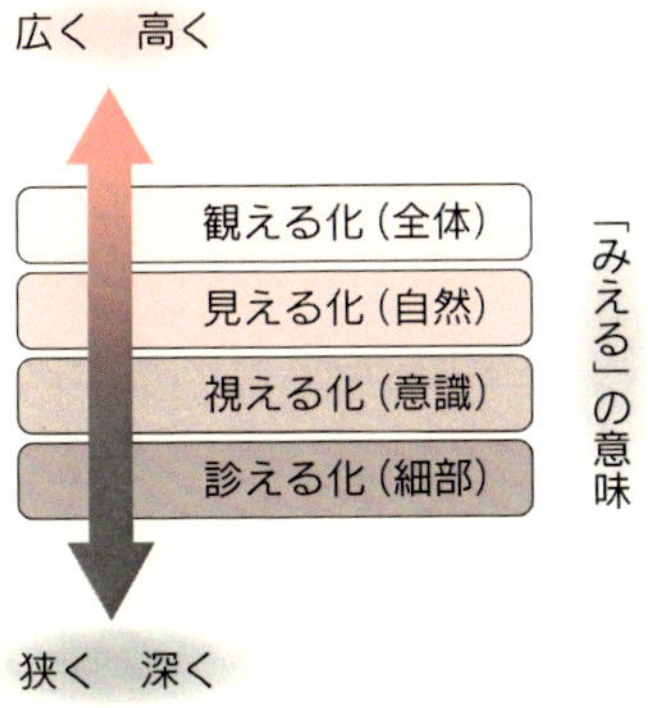
広く 高く
観える化（全体）
見える化（自然）
視える化（意識）
診える化（細部）
「みえる」の意味
狭く 深く

遠藤（2005）をもとに小原改変（2009）

3 診える化

具体的な問題を特定するために、細部まで見る意味で使われます。医学における「診断」と同じニュアンスです。

4 観える化

深く見る、細部を視るとは逆で「全体を見よう」とする際に使われます。個別ではなく、全体を俯瞰して把握する際のバリエーションです。

この度のシリーズは、意識して見えるようにしようということで「視える化」を使っています。

また「視える化」とは、たとえ見たくなくても、忙しくても、他人には見てほしくなくても、視界に入るようなシステムを作ることを言っています。

その一歩が、マニュアル作りです。

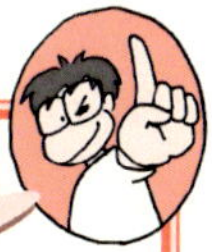

Check

ベテランの「それぐらいでいいわよ」「そこまでしなくてもいいから」の一言で仕事が決まることがある

□はい ↓ アラ？ ベテランの一言で歯科医院が動くんだ。

□いいえ ↓ それは大変ですネ。

こんなことが起こる!

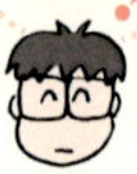

「メモを貼っても仕事は視えず」

ある歯科医院に行ったときに、院長が言いました。

「新人の受付が育っていないんですよ。毎日、予約の記入もれがあります」

「そうですか」それを聞いて私は、その方と一緒に受付に座ることにしました。

まず、カウンターの内部は、消しゴムのカスや埃が舞っています。カルテは、今日のものと、昨日のものが混在した状態で山積みにされていて、崩れたらわからなくなってしまいそうです。

「院長。まずは整理、整頓からです。そして、やっていることを少しずつマニュアルにしていきましょう」

すると院長は言いました。

「マニュアルなんていらないでしょう。ここに貼ってあるのが、マニュアルですよ」

その方向を見ると、ベタベタと付箋が壁に貼ってあるのでした。

「これがあれば大丈夫。これがマニュアルそのものです」

「そうですか。人が前を通ったら、はがれて落ちてしまいそうですね」

「……」

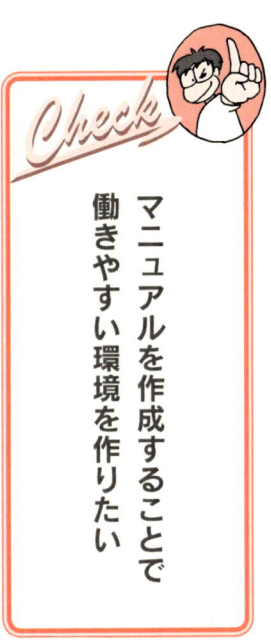

仕事はメモだけではできません。
さあ、この混乱から脱出しましょう。マニュアル作りからです。

Check

マニュアルを作成することで働きやすい環境を作りたい

□ **はい** → 次へ進む。

□ **いいえ** → もう辞めたい、って思ってる? それもアリかも。

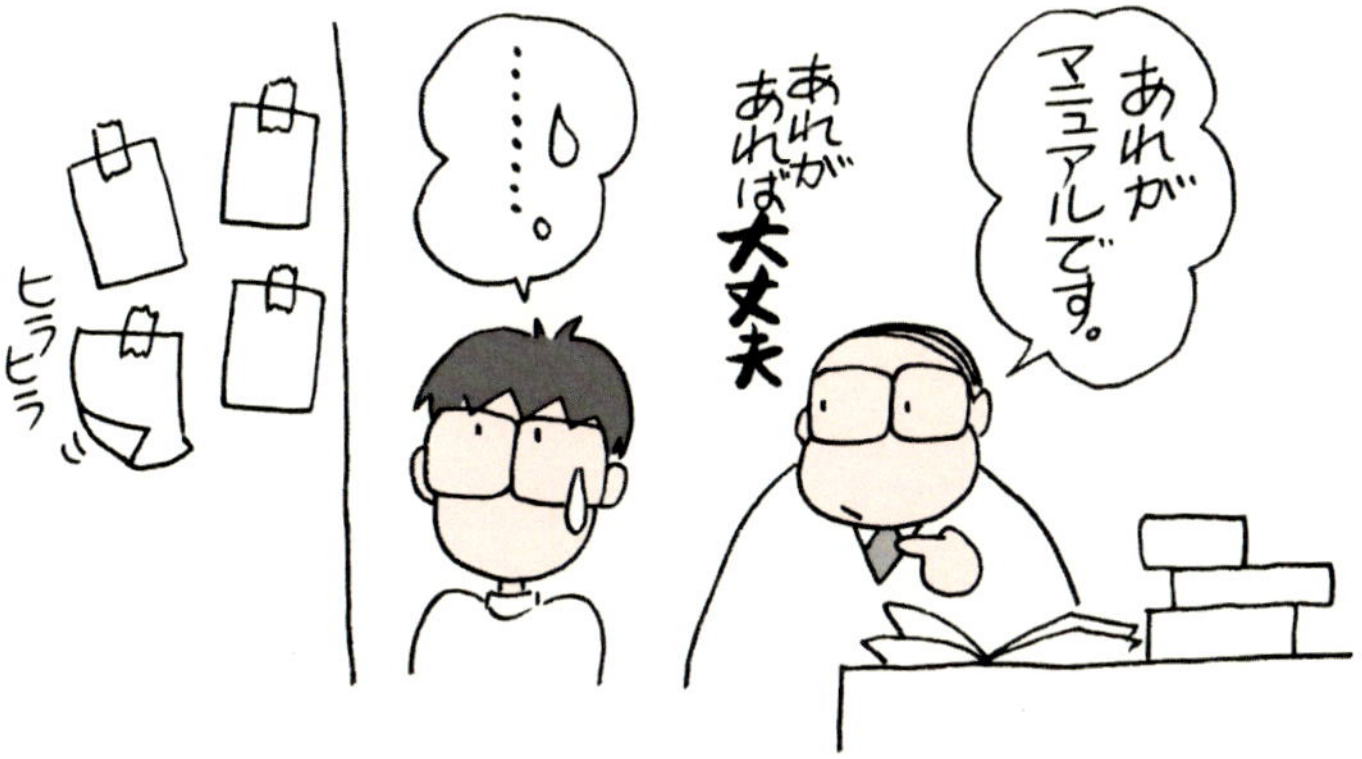
あれがマニュアルです。
あれがあれば大丈夫
……。
ヒラヒラ

マニュアルはなぜ必要なのかマップ

マニュアルから発展すること

確実な人材育成

人によって、言うことが違う。
「見て覚えてね」の体制から脱却。

仕事の質の向上

マニュアルによる情報の徹底。
仕事が視えるから改善ができる。
5S を徹底していく体制。

個々の強みの確認

得意なものを担当する。
自信につながる。そして伝承していく。

理念により協力する体制が作れる

うちの歯科医院は、何を目指しているんだろう。
いつでも語れる体制になる。
私達は、患者さんのため、
社会のため、私達自身のために
働いているんだわ。

歯科医院の業務全体を視える化する

院長、チーフ、ベテランがすべてを知っている
わけではない

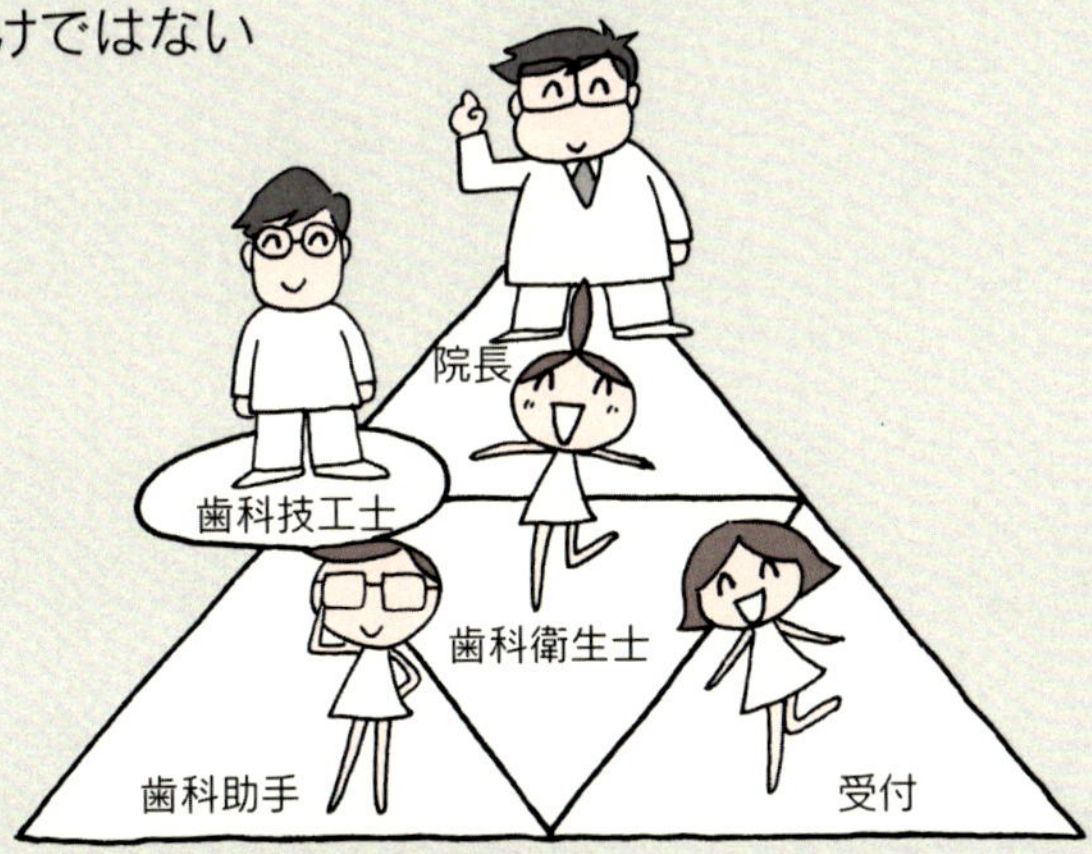

気がつかないうちに、いろいろなことを
してくれているスタッフ。

マニュアルを作ることで、互いに気づく
ことがある。すごいなー。
こんなことまでしてくれていたんだ…。
互いの得意なことを認めていけるか。
**認め合うことで、感謝し、それぞれの
職種や人を尊重する。**
協力してこそ、できるマニュアル。
その効果は、はかりしれない。

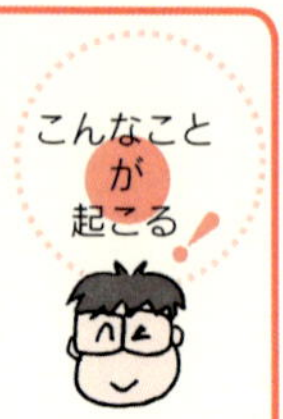

「スタッフがバラバラの歯科医院」

① どうしてだまっているの？

あるとき、変革を希望されている歯科医院がありました。

診療所を移転して拡大されています。※ハード面は院長の覚悟で、お金をかければ作り上げることが可能です。が、大きくなった歯科医院の※ソフトの充実は、思った以上に難しいものです。いわゆる「人を動かす仕組み」のところです。

一つの例ですが、私はいろいろな歯科医院を見学していますが、驚いたことがあります。スタッフの方々が、院長の指示に対して返事をしない所がどれだけ多いことか。

「○○取って来て」

「あれっ、返事がないので、聞こえてないのかな」と思って見ていたら、ちゃんと取りに行って、バットの中に入れています。「ああ、聞こえていてよかった」と思うのですが、院長は患者さんの前で「返事ぐらいしろヨ」とはなかなか言えません。返事しようってあれだけみなさんが学生時代の臨床実習で言われ続けてきたことだったのに、忘れてし

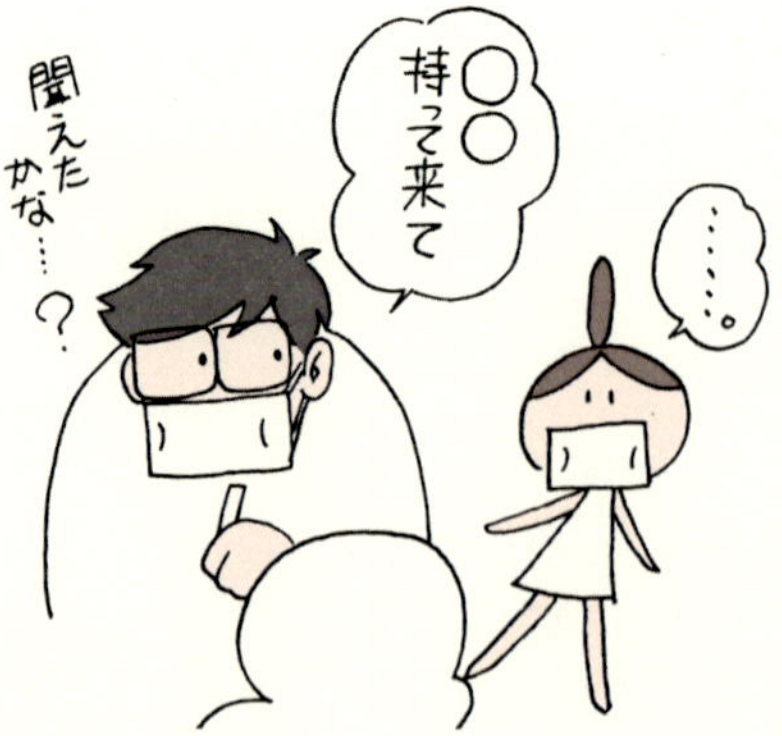

まっているのでしょうか。

しかし意識して見てみると、このレベルの人は決して少なくないのです。自分では気付かなくなっているのですね。

こんなときはどうでしょう。患者さんにエプロンをするとき、はずすときに、患者さんの目を見て話をしているでしょうか。「エプロン、つけさせていただきます」だけでは、小学生でもできます。「前回～の処置を致しましたが、いかがでいらっしゃいますか」など、ちょっとした会話で、その方の体調や心理状態がつかめるのです。何も言わずに目も合わせずに作業している方が多いように見えます。

そんな診療室には、当然活気がないのです。

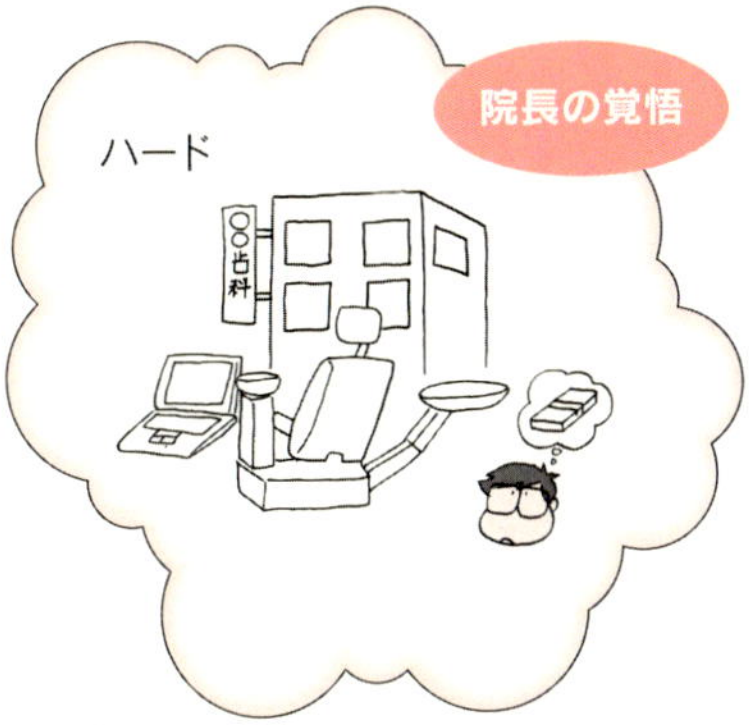

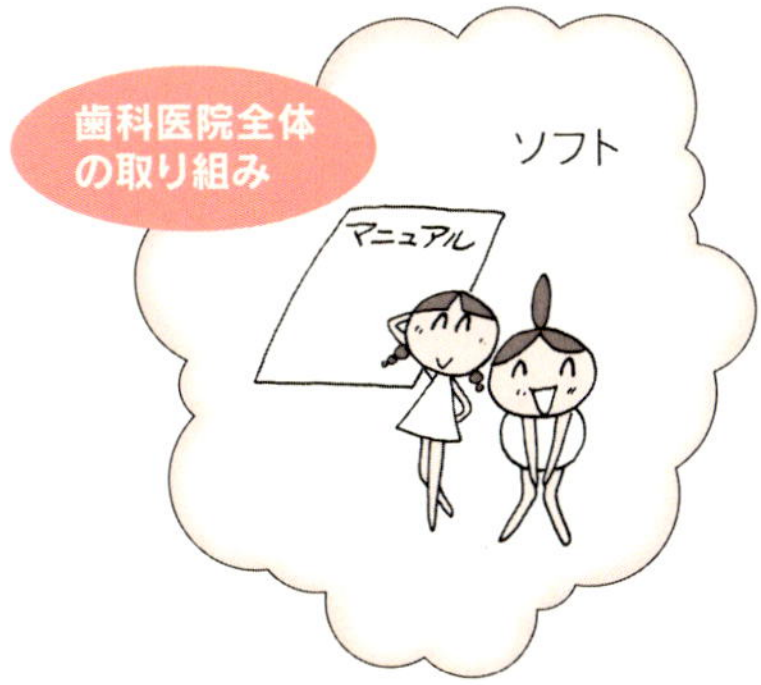

※ハードとは…建物・物品　※ソフトとは…しくみ・人・育成「検索辞典」

②マニュアル作りの小さな取り決め

この歯科医院では、ほとんどが新人でしたので、みんなして自信がありません。積極的にはみなさんが動けませんから、ちょっとのことでも院長のカミナリが落ちます。だからみなさん、目立たないようにだまって行動しています。そこで、自信を持って患者対応ができるために、マニュアル作りから始めることにしました。

目次をあらかじめ立ててもらうと、五十近くあがりました。書いてもらうことは、次の項目についてです（詳細は第5章）。

①処置名
②カルテに書かれている処置の略語
③患者さんが来られたときに確認する一言
④準備するものとある場所（イラストや写真を入れて新人が物の名前を覚えられるように）
⑤術式、そのときのアシスト、気をつけること
⑥処置が終わったときに患者さんにお伝えしておくこと

院長もマニュアル作成メンバーに加わって、現在行っていることの洗い出しから行います。加えて院長からは、「治療途中でもちょっとした心配りのある言葉を患者さんにかけてほしい」という希望が出ました。

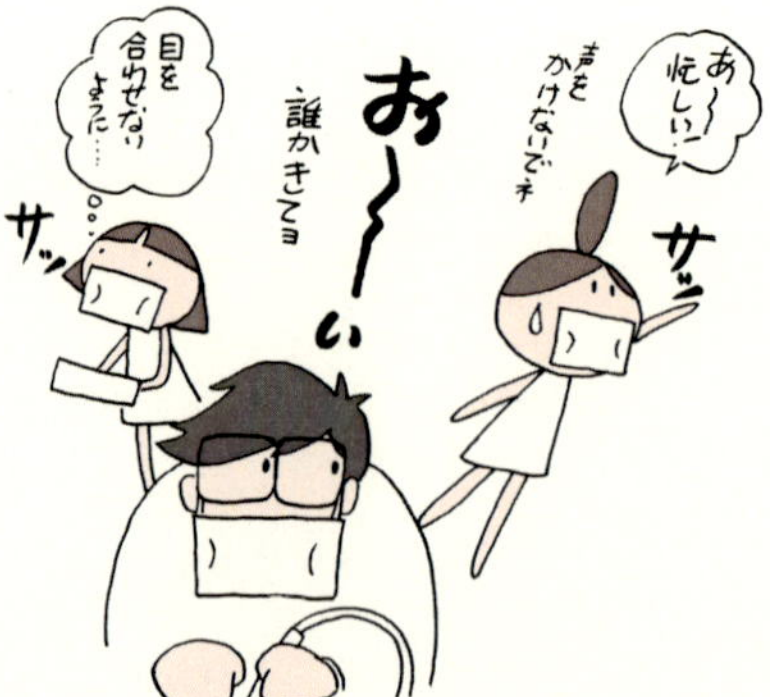

あ～忙しい
声をかけないでネ
サッ
おーい
誰かきてョ
目を合わせないように…
サッ

現在できていないのですから、書けと言われて書けるわけがありません。そこで、話し合って、ミーティング時に次のように決まりました。

「先生が意識的に、診療途中でも患者さんに声がけをしていきます。それはマニュアルに加えてほしい言葉がけです。事前に先生が担当者にその旨伝えて患者さんにつきます。ちゃんと意識して聞いてマニュアルに書き込んでください。また、先生は一度だけでなく、三人の患者さんに繰り返し行ってください。みなさん、三回意識して聞いていると書けるようになりますね」

小さなことですが、決まりができました。最初のシートができ、意識統一を図るまでに三週間かかりましたが、すべての完成は三カ月後が目標です。この期間中に、このマニュアル作成を通して、院長に報告する、連絡する、相談する体制ができてきました。

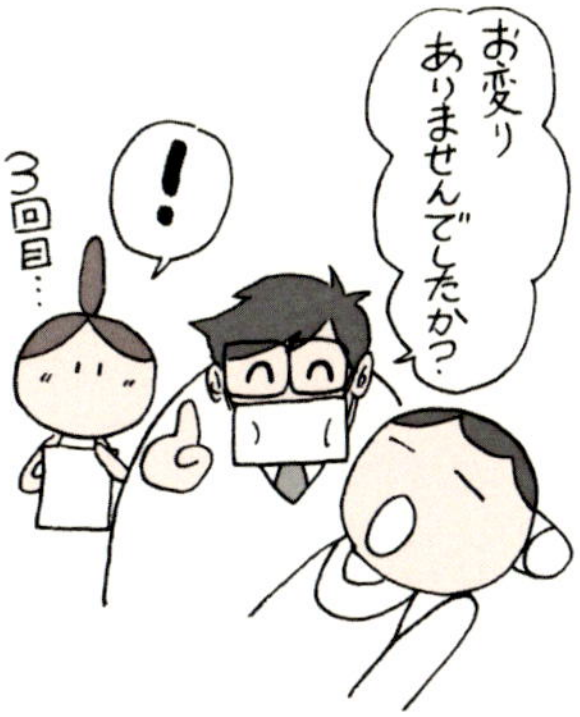

まずはみなさんにマニュアル作りの流れを紹介しました。
歯科医院の「理念」通りの歯科医療サービスを提供するためには、こんな小さなことまで話し合って決めていくのだと驚かれるかもしれません。しかし、歯科医院でみなさんが行っていることは、わかっているようでも実は、わかっていません。一度は、みなさんが何をやっているのか、何をやってほしいのかを「視える状態」にする必要があるのです。

Check

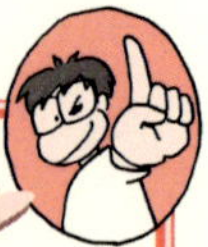

仕事のことでエ〜こんなことまで決めるの？と思ったことがある

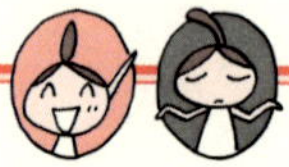

□はい → 最後までこの本を読もう。

□いいえ → 第2章で再確認しよう。

歯科医院での業務の全体像を理解する

私達は女性の多い職場（集団）ですから、何があるかわかりません。結婚、出産、育児、介護など、いつまでも全力で働き続けることは難しいかもしれません。しかし、メンバーが変わろうとも、体制が変わろうとも、「確実な医療を、質を落とさず地域に提供し続けることこそが、歯科医院としての責任です。

目標は一つです。

「各自の仕事を明確にして歯科医療全体の仕事を把握し、互いに認め合い、感謝し、尊重し合う体制を作り、理念のもとに、患者さんに最善の歯科医療サービスを提供しよう」

さあ始めましょう。マニュアル作り！

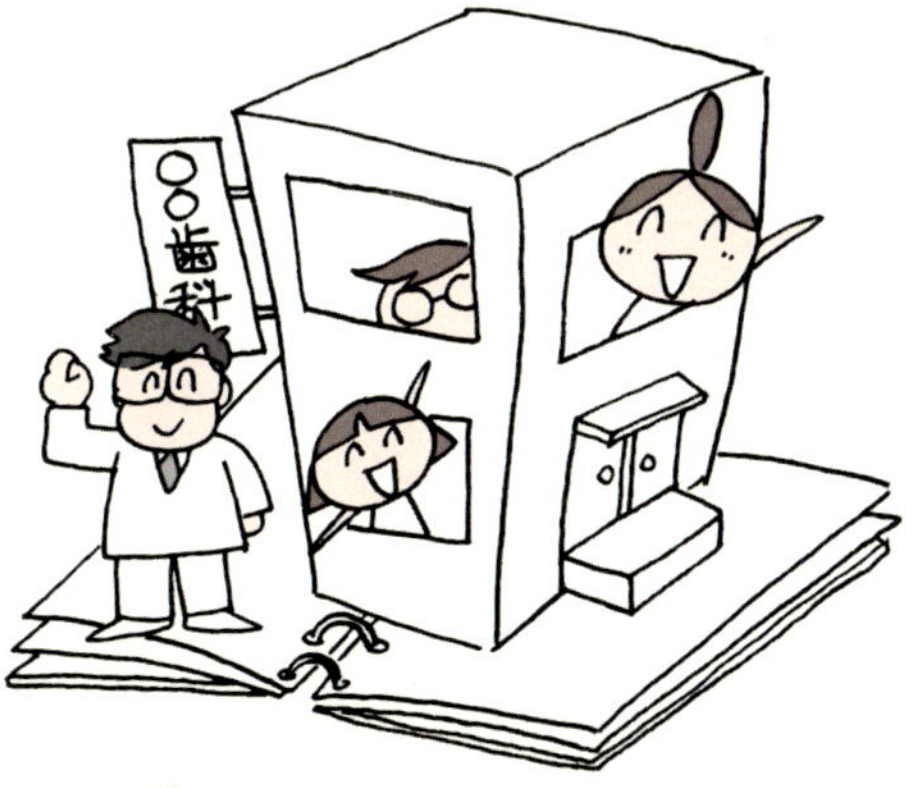

マニュアルの中には
歯科医院のすべてを入れ込む！

第2章

マニュアル作成の意味

～個人の知識を組織の知識に変えていく！～

知識創造の『SECIモデル』

経営資源としての知識に着目する理論が、知識創造理論です。個人の持つ知識や情報を組織全体で共有し、有効に活用することで業績を上げる手法の基礎理論として知られています。

ここでは、その理論を通してマニュアル作りを考えてみましょう。

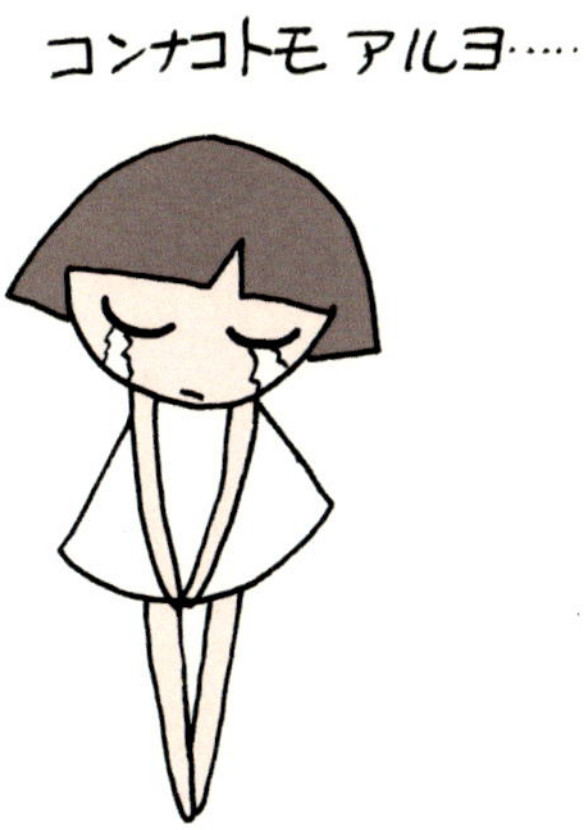

暗黙の知識を「形式知」にする

マニュアルを使っての「仕事の視える化」がなぜ必要なのかを考えていきましょう。

誰にでも得意なものがあるでしょう。

診療補助が上手で、院長から「あのスタッフについてもらうとストレスがない」、患者さんからも「あの人が近くにいるとホッとする」と言われる歯科助手。

「患者さんからあの人に歯石をとってもらいたい」と言われる歯科衛生士。

笑顔が素敵で、「あなたと会えば元気になる」と言われる受付。

患者さんが、「あの人に担当してほしい」という話をされれば、確かにそのスタッフには、魅力的な何かがあるのです。患者さんと接するときの姿だったり、清潔感だったりするかもしれません。また、ちょっとした会話、専門的な説明、熟練の手技まで、何かが違うはずなのです。言葉では説明しづらいノウハウかもしれません。

これは性格の良し悪しではありません。**各スタッフの実力なのです。**このスタッフの才能やコツを、できるだけ認めて伸ばして適材適所で働いてもらうことが、歯科医院にとっての強みになります。

さて、**今まで、個人の強みを生かした仕事は、個人の資質としての評価でした。**

「あの人でなければ…」と言われることは、その人そのものが組織としての財産です。しかし、その人が何らかの事情で退職したり、休職された場合には混乱が生じ、一気に歯科医院の質を下げて、患者さんをがっかりさせることがあります。

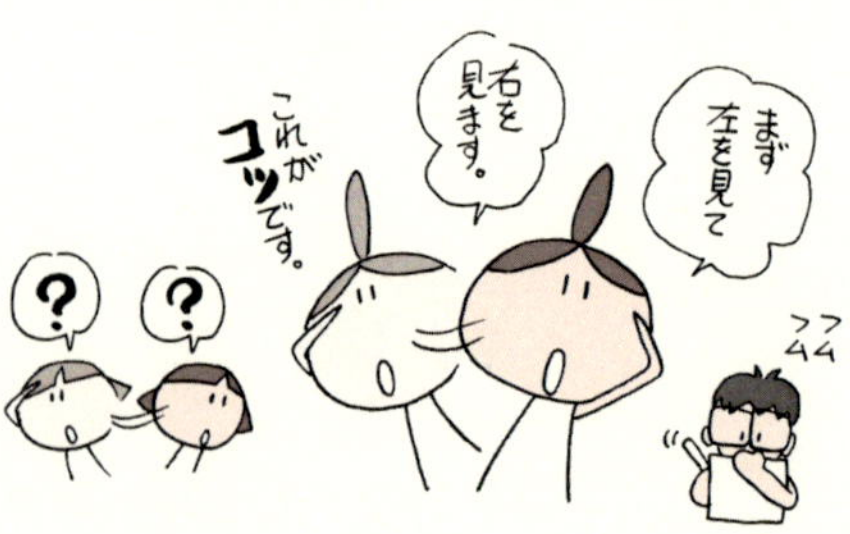

まず左を見て
右を見ます。
これがコツです。
フムフム

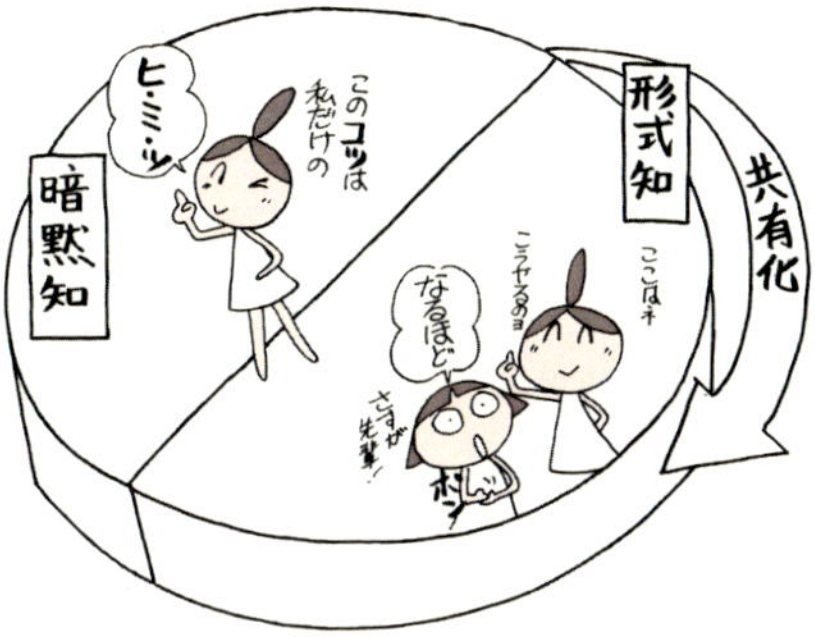

「あの人でなければ…」の状態が、はたして歯科医院として、最善の歯科医療サービスを提供できているのかを考えてみましょう。

人の長けた部分は、その人（ごく少数の人々）だけが知っているコツがあるのでしょう。これを「**暗黙知**」と言います。このコツの部分を公開し、みんなの知的共有財産である「**形式知**」にしてしまうのです。そうすると、歯科医院全体として考え方が変わってくるはずです。

この度は、できるだけその人の得意分野の技能や知識を、組織としての知識に変える「形式知」として「マニュアル」を意識してみましょう。なんなくできていることをみんなで確認して共有していくのです。

暗黙知とは	形式知とは
個人レベルで持っている ちょっとしたコツやノウハウ	組織として持っている 精神や理論

Check

患者さんから「あなたがいるから来るのよ」と言われたことがある

□ **はい** ↓ アナタはスゴイ！そのノウハウをスタッフへ伝えたいなら次へ進む。

□ **いいえ** ↓ 次へ進む。

暗黙知と形式知

「個人の暗黙知」を「組織としての形式知」にするためには、順番があります。あせって行おうとしても、人とのトラブルが生じ、現場は混乱します。次の四つの状況を体験しながら、歯科医院は、少しずつプロ集団になって、最善の歯科医療サービスを提供できる組織として発展していきます。

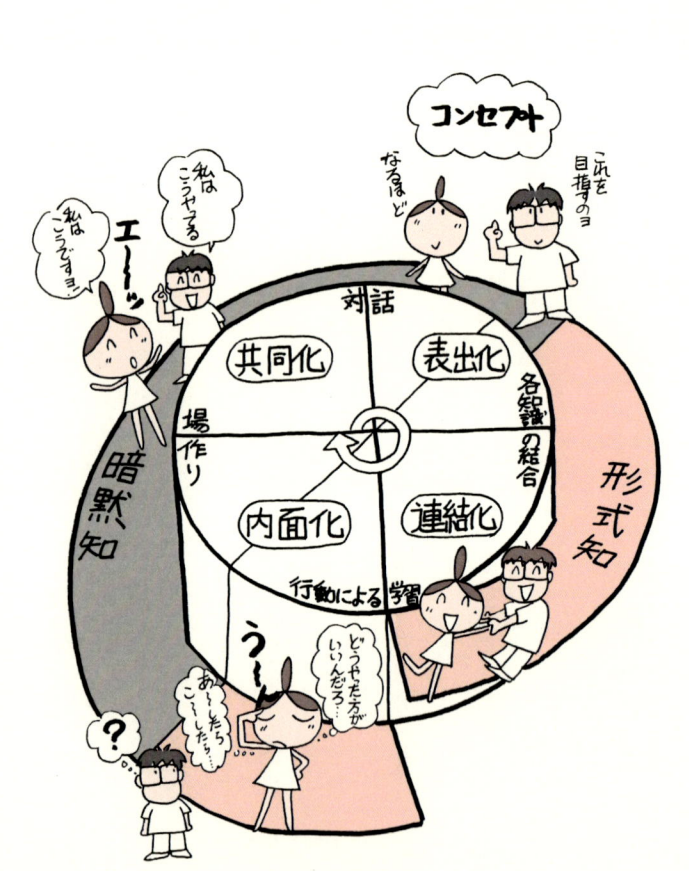

共同化 (Socialization)	暗黙知（個人）→暗黙知（グループ） 個人の強みを他のメンバーに語れる状態にする。
表出化 (Externalization)	暗黙知→形式知 それぞれの目標を掲げて団結させていく。
連結化 (Combination)	形式知（個別）→形式知（体系的） 各個人の強みを歯科医院全体の中で視える形にしていく。
内面化 (Internalization)	形式知→暗黙知 視える仕事をさらに深く個人で考えていく。

知識の質を変えていく状態

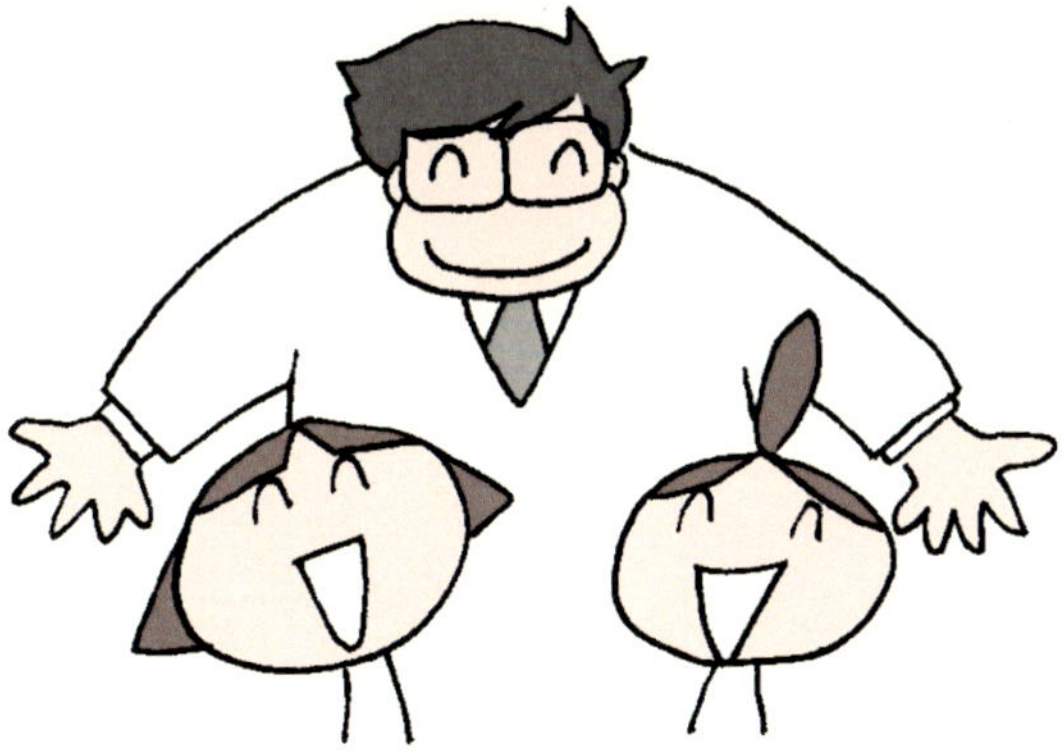

1 まずは共同化

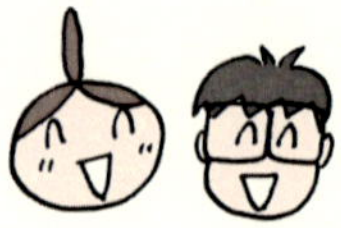

毎日の診療の中で、普段からこんな会話は交わされていますか。

「ネェ、先輩。スケーリングするときに上顎の臼歯難しいんですけど…」

「ああ、あそこはね、いつもやりにくそうやもんね。ここはまず、ポジションが大切でね…。今は十二時でしてるけど、八時ぐらいの位置にいくと直視できるのよ」

「なるほど〜。今度やってるとこ、見せてくれますか」

「イイワヨ」

先輩にちょっとしたことを教わる後輩の姿勢、いいですネ。

でも、言葉に出していなくても、後輩は先輩のやってる近くまで来て、補助をしながら見て、技術を盗んでいるかもしれません。

私達は、まずは**同じ経験を通して会話することから歯科医院での仕事を始めています。**

このときの話題は、学生時代の教科書に書いてあることではなく、ちょっとした個人のこだわりやコツです。

そんなコツをなんなくやっている先輩を見て、後輩は思っています。

「やっぱり技術がウマくて知識のある先輩のようになりたい」って。

まずは**個人の強みを互いに語れるようにしてみましょう。**

また、スタッフが互いに語れる場所と時間を作ることも大切です。

スタッフルームの整理・整頓。昼休みの有効的な使い方なども考えていきましょう。

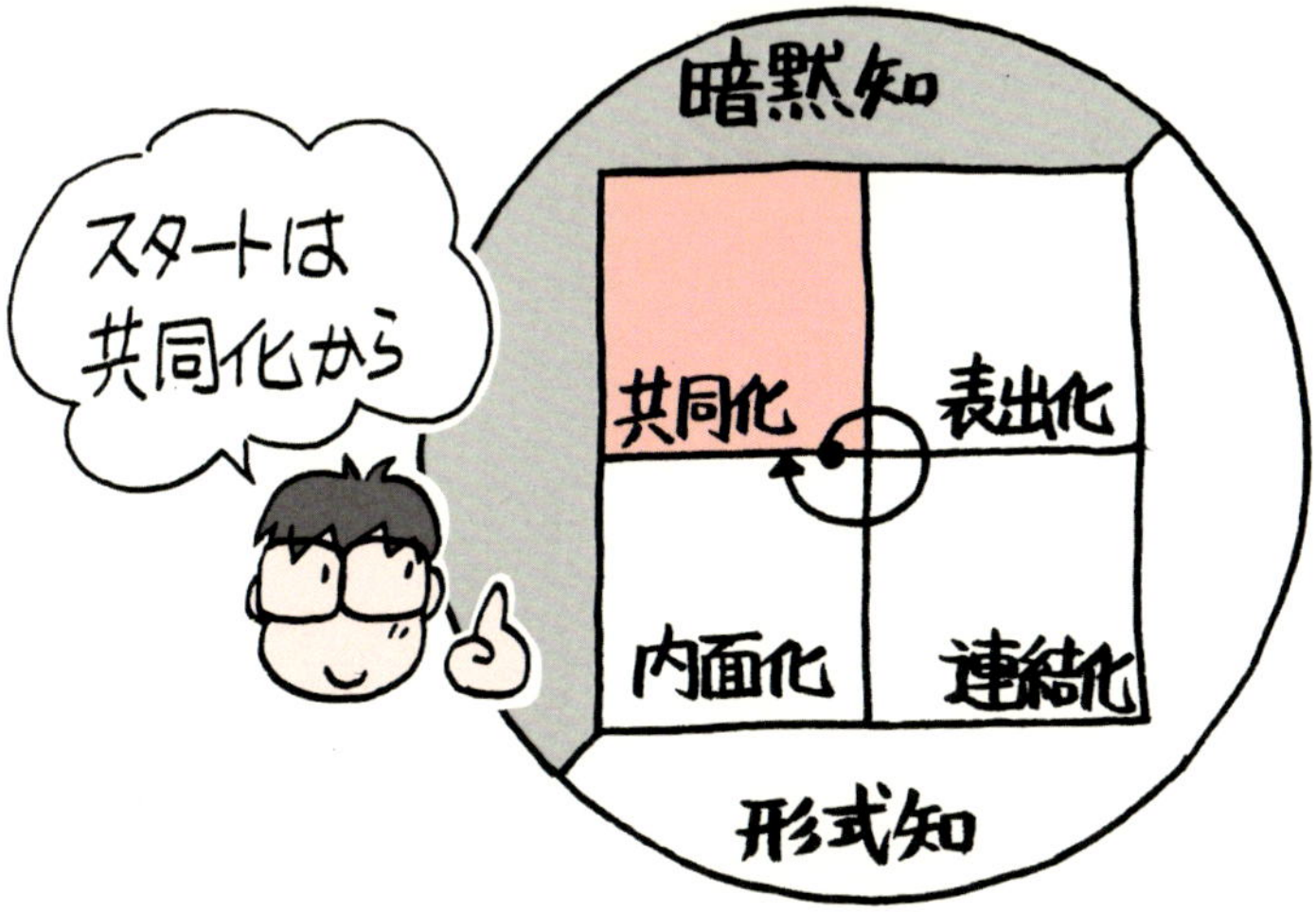
暗黙知
スタートは共同化から
共同化
表出化
内面化
連結化
形式知

2 次に表出化

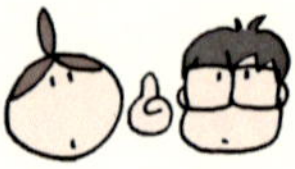

コツだけ教えても、人はなかなか伸びません。
実は、コツを語る以前に先輩は、多くのことを体験し、勉強し、訓練を重ねているからです。
すべてを伝えることなどできません。
だから、新人はすぐにはできないことに落ち込んでしまいます。

そのとき必要なのは、理念やビジョンがそれにあたります。

歯科医院では、理念やビジョンがそれにあたります。

ある歯科医院で、こんな会話が交わされたとしましょう。

「私達の理念は、患者さんに豊かで充実した人生を提供するということだったでしょ」

「ハイ。みなさんが朝礼でいつも語られますよね」

「そうそう。私達の処置も患者さんの人生を豊かにしているのよ」

「そうですヨネ～」

「理念を実現するために私達のビジョンは、患者さんに安心して受診していただけるように、適応した知識・技術を提供しようということになってるの」

「ハイ！」

「そのためには、スケーリング技術と共に、患者さんを理解するために、プロービングやレントゲンのような資料をしっかり診られる目を養って、どうすればいいのかを常に考えていかないといけないよ」

「患者さんが来られてから、どうしよう…、と思わなくてもいいようにですネ」

「そうよ。まずはそこからなんだけど、一緒に勉強してみる？」

「ハイ、がんばります。チーフ教えてください」

理念やビジョンが浸透している組織においては、昼休みのちょっとした時間にも、このような会話が交わされます。

二人の会話の中に、新人の見えなかったことが、**明確な理念やビジョンのもとに見えて来て、やるべき方向が現れてきました。これが表出化です。**

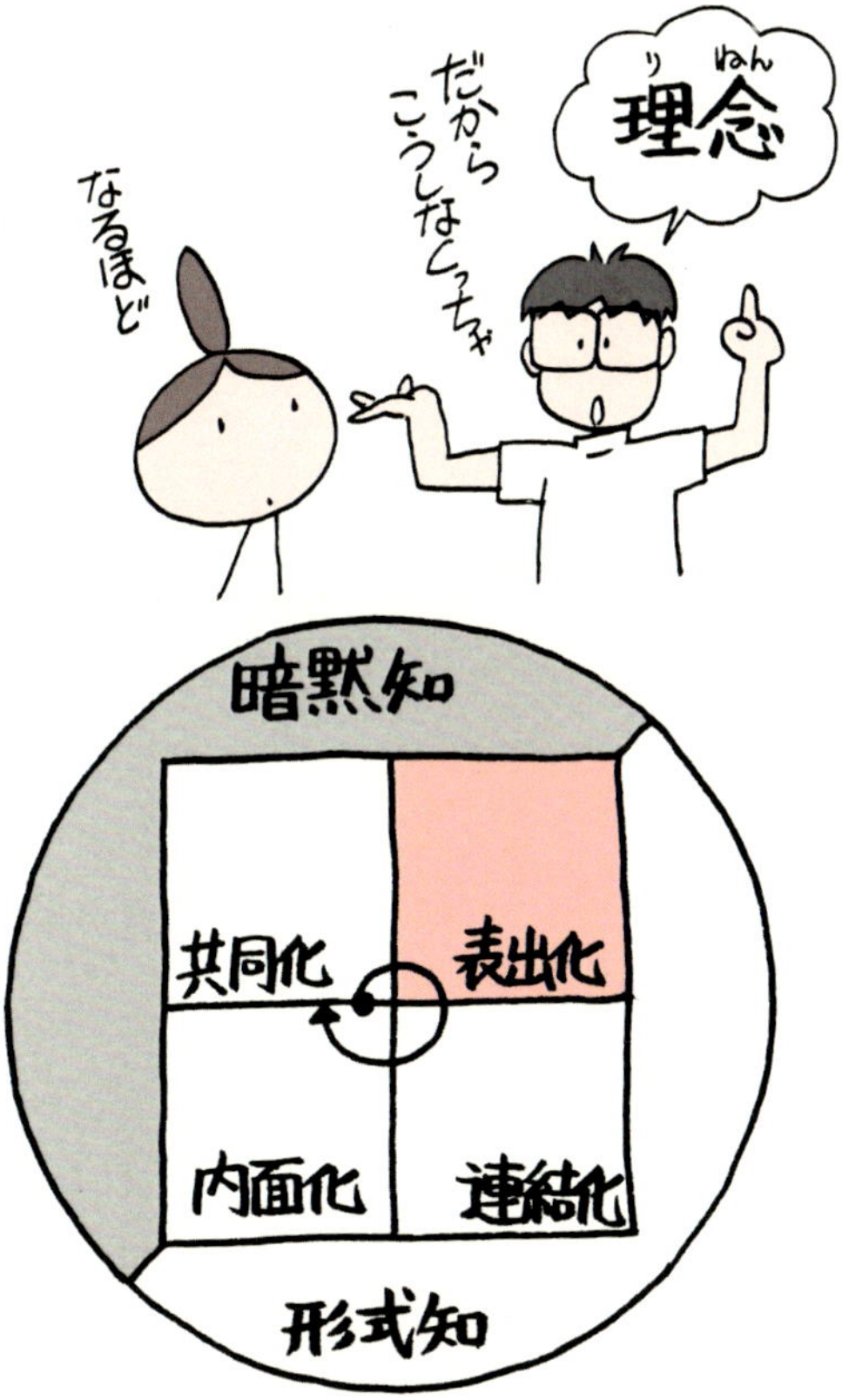

3 そして連結化へ

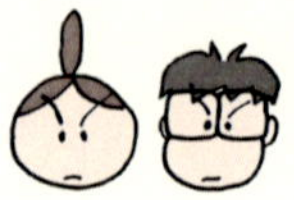

この歯科医院では、「患者さんに豊かで充実した人生を提供しよう」という理念を目指して歯科医院はまとまっています。

単純にスケーリングができないから始まった話が、一緒に勉強しようという話になってきました。

しかし、知識を形にしたものは何もありません。

この時点で、「マニュアル」という組織の骨格部分を作り上げていこうとなればいいのです。

実は、新人のスケーリングができないと発した言葉は、新人ができないと思っている一部にしかすぎません。

しかし、少しずつ形にすればいいじゃないですか。私達はチームワークで医療を行っています。

もしも、理念が組織に根付いていれば、スタッフのみんなが何げなくあなたの仕事のバックアップをしてくれているはずです。スケーリングの前のちょっとした時間に、受付の人が患者さんに、あなたの前向きな姿勢をちょっとでも紹介してくれているかもしれません。

歯科助手の方が、あなたのことを思って、時間的な余裕を持って誘導してくれているかもしれません。

そして、がんばっているあなたの姿を見て、院長が、「歯科衛生士を信頼していただいて大丈夫ですヨ」という言葉を発しているかもしれません。

スタッフが行う一つ一つの行動は、それぞれの専門家の技術や知識・態度に結びついた中で実施されているのです。

だからすべてを「マニュアル」で視える形にして、語り合い、納得し合って、今ある処置を充実させていきます。

「そんなことやってくれたんですか」

「今まで言わなかったけどネ」

「ありがとうございます」

こんな会話がマニュアル作りのときには交わされるはずです。

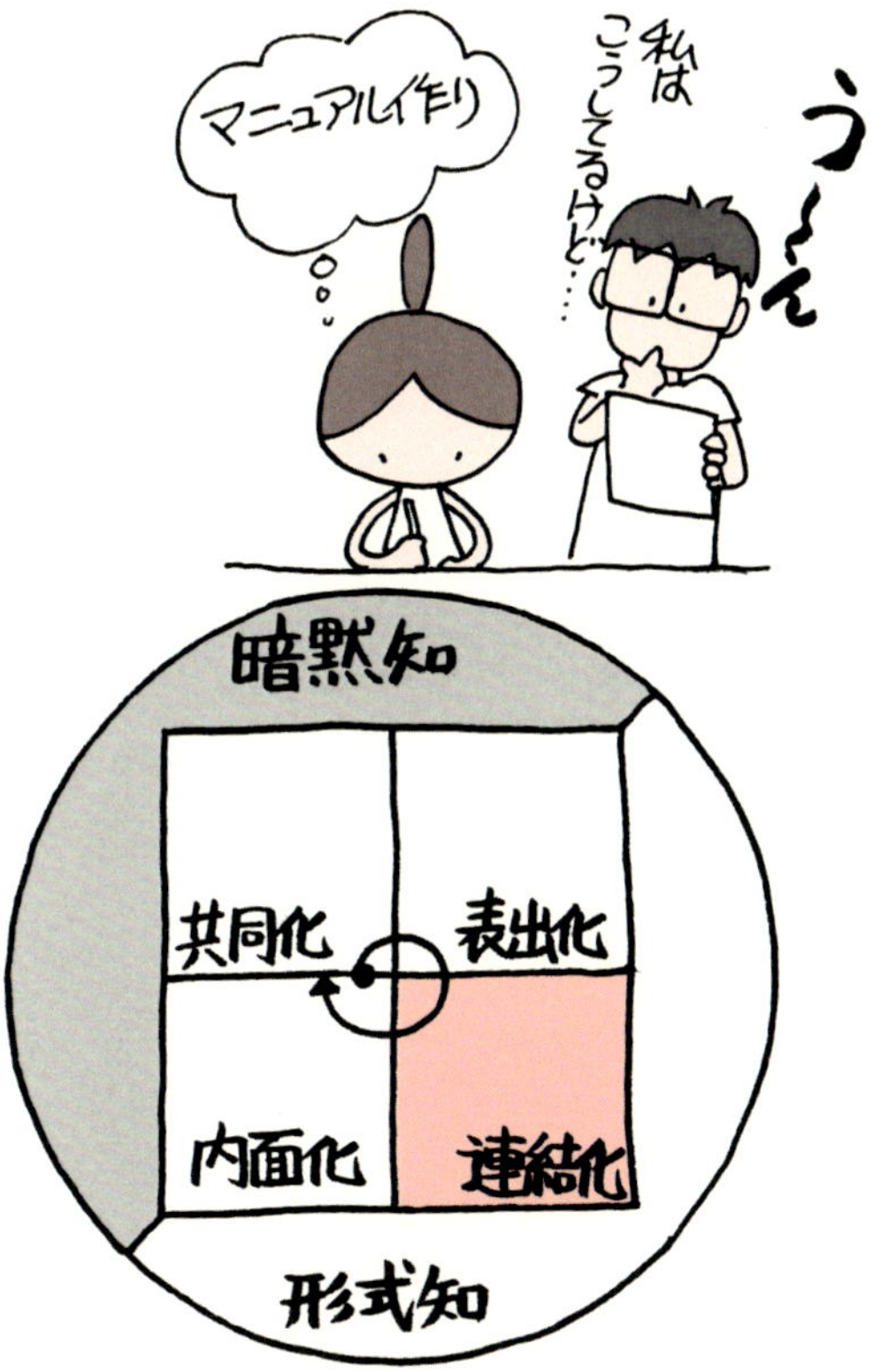

View 4

さらに内面化へ

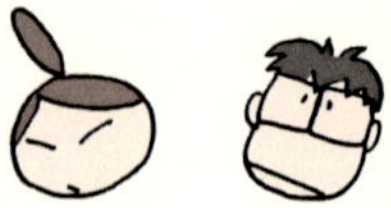

歯科医院の中で、自分の仕事が明確化され、互いの行動を確認できたとき、新人のプロ意識は目覚めます。また、今いるベテランにとっても、新人の成長は、非常に貴重な体験となります。

今まで形がなかった業務は、マニュアルという形になりました。

しかし、そこには、文章だけで書かれるのではなく、ちょっとしたこだわりが、図や写真、イラストなどで表現されてくるはずです。

この書くという作業は、いろいろな体験を思い出させ、**暗黙知**を豊かにします。

ここで、さらなる個々レベルのこだわりが、マニュアルの内容に出てくるでしょう。

「プラークコントロールなしにスケーリングを行うと、しみる感じが出てくるかもしれません。まずは、歯みがきの意識を持っていただくことが大切で…。と言うほうがいいのでしょうか」

「そうネ」

「私も、Ｈｙｓがひどくて、治療の途中で来られなくなった患者さんがいたのよ」

「そうすると、スケーリング時のスケーラーの側方圧は、シャープニングを行うことで最小におさえることが必要となりますか…」

「いいネ。その考え。そうすると、スケーラーの持ち方がネ…」

こんな会話が交わされると、興味あることが、どんどん深く語られることになるでしょう。勉強し、努力し、情報を収集していくことで、個人は成長していきます。そうすれば、プロとしての会話が交わされることになるはずです。

深いこだわりの会話が交わされ、それぞれの意識が理念にぴったりマッチした場合、プロ意識を持った暗黙知がコダワリとして出現します。

このサイクルが再びスパイラルに回っていくことで、組織としての文化が生まれ、歯科医院を愛する気持ちが、さらに深くなっていくことでしょう。

組織としての文化とは

「多くのスタッフが、歯科医院の理念、ビジョンや目標を共有し、自らが歯科医院としての判断や方向付け、行動を起こすこと」である。

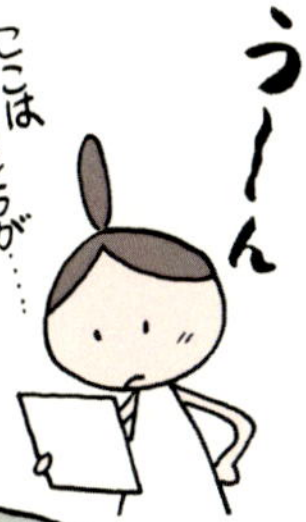

うーん
ここはこうした方が……

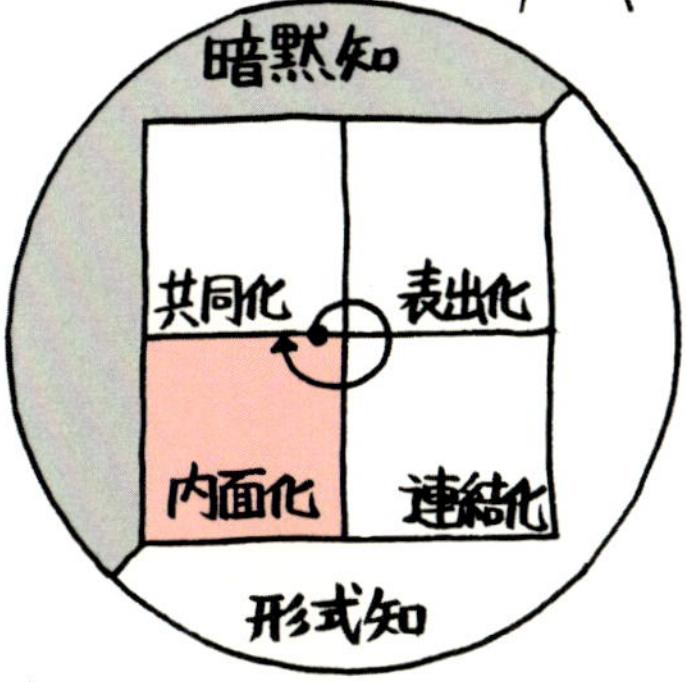

暗黙知
共同化
表出化
内面化
連結化
形式知

Check

チョッとしたことまでをも組み入れたマニュアルがほしい

□ **はい** → 次へ進む。

□ **いいえ** → 他のメンバーはどうでしょう？聞いてみてください。

マニュアル作成は理念と一致しているか

マニュアルを作成する前に、歯科医院の目指す方向性を確認しておきましょう。あなたの歯科医院の理念は何ですか。ビジョンを知っていますか。その理念をいつも意識して、マニュアルを作成していきます。今一度、確認して書き込んでおきましょう。

歯科医院の理念（私達の役割は何なのか）

院長が命を使ってまでをも一生を通して貫く覚悟＝使命

歯科医院のビジョン（私達は何をしたいのか）

理念を貫くために行うべきこと

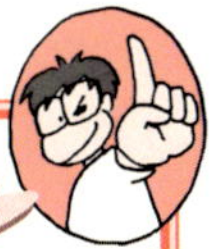

Check

歯科医院の理念やビジョンを知っていますか

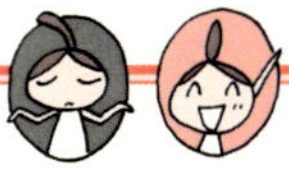

□はい→次へ進む。

□いいえ→院長に熱く語ってもらおう。

徹底的に視える化を進めるためのシート例

理念・ビジョン・戦略・戦術

理念：あなたに、お口の健康を通して豊かで充実した人生を提供します。

ビジョン		戦略		戦術	
1	患者さんに安心して受診していただける体制（患者）	1	医療職としての使命	1	医療職としての自覚
				2	専門職としての認識
				3	社会人としての常識
		2	チーム力の提供	1	患者さんへチームとしての対応
				2	それぞれの専門性の提供
				3	自己研鑽
		3	適確な知識・技術の提供	1	適時性のある情報収集
				2	個々の患者への深い理解
				3	個々のスタッフの高い医療の知識・技術の提供
2	スタッフが互いに認め合い、感謝し、尊重できる体制（スタッフ）	1	情報の共有	1	日々のホウレンソウの徹底
				2	朝礼・ミーティング・ホワイトボードによる確認
				3	勉強会での専門性の確認
		2	仕事の視える化	1	目標の共有
				2	担当の明確化
				3	仕事の期限
		3	５Ｓの充実（整理・整頓・清潔・清掃・躾）	1	仕事の単純化・効率化
				2	それぞれのチェック機能
				3	強化月間の設定
3	専門職としての能力の提供（社会）	1	活躍の場の拡大	1	研修会への参加・協力
				2	発信物の担当・協力
				3	地域活動への参加
		2	個性の重視	1	個々の名前がわかる体制
				2	専門性の明確化
				3	権限委譲
		3	イメージ向上	1	個々のスタッフのポジティブシンキング
				2	健康を促進させる歯科医院としてのイメージ
				3	専門職としての信頼性アップのイメージ

2016ハッピー歯科医院　　プロジェクト別

月

プロジェクト	リーダー	メンバー	2	3	4	5	6	7	8	9	10	11	12	1	内容
見学者対応	●口	森													・フローチャート作成・見学に来られた医院への担当決め
購入（すぐ）	●村	森													・空気清浄器・iPad・5倍速・湯麻CT・口腔内写真用ミラー・受付サブ用のイス・クラスBの滅菌器
購入（中期）	●谷	大本													
購入（次期）															・受付サブ用PC・スタッフ用PC・ハンドピース
小器具・外科器具	●本	院長													・バー類が足りない・タービンバーセットの見直し・技工用カーバイトバー・Fopeに使う器具の整理
変革フォーラム	●口	脇山													
小児歯科	●口														・泣かない対応をされている医院に見学に行く・小児のパノラマデンタルのルール化・小児用冊子・赤ちゃん連れの方の対応
雇用	院長														・Dr1人増やしたい
指令塔のマニュアル化	●本	鴻													・優先順位の意識統一・3月の全体会議で重みづけを行う…デンタルタイアップ晶山
5S（スタッフルーム・増築）	●本	新谷													・増築考えたい・スタッフルームをリビングへ
5S（外）	院長	新谷													・納戸の整理整頓
5S（技工室）	●口														・石膏トラップ2階で洗いたくない
5S（受付①）	●山	宮村													・雑務のリストまとめる
5S（受付②）	●	宮村													・受付の引継ぎスタッフ
5S（消毒室）	●														・プラスチックスパチュラの滅菌・変更時の伝達の方法・寒天シリンジ先の滅菌・スケーラー用レンチの消毒・血液付着した床、タオルの消毒方法・ミーレをまわす回数・ガス滅菌器の使用方法と使用の検討・不必要なモノの排除・スペースの確保・ディスポの使い方・3wayシリンジどちらかに絞る・処分品・除去した金属の回収・グローブであちこち触らない・清潔不潔域の区別
5S（診療室）	●本														・スピットンが赤くなる・各チェストにカスト増やしたい・各ユニットの不必要な資料掲載・配布用歯ブラシの位置・ハンドピースの位置・コンクールの位置・各キャビネット内の手順
5S（待合室・玄関）	●村	脇山													・ウオーターサーバー配置変更・自動ドアの表示変更・待合室のイスをベンチ型に・下駄箱・土足・スリッパ・待合室の室温の寒暖差・空調のプロペラ　・資料：オススメ物品　ファン　・資料：… お渡し済
5S（棚・X線室）	●														・根充剤電源オンのまま・キュレット棚の整理
マニュアル追加	-														・各担当者
初診・補綴コンサル	●谷	脇山													・初診コンサルや患者説明時に資料を追加する・補綴コンサルのツール作りかえ・コンサル時の模型活用方法・補綴コンサルのタイミング変更・補綴物ツールや実際の症例を活用したい・シェードの精度を上げる・XP10枚法の実施・初診コンサルまたは問診表に患者様の優先事項・レントゲンを見れるようになる　・資料：患者さんの価値観　・資料：… お渡し済
在庫	●村	脇山													
Dr場所	●														・院長の場所・周りの整備・コピー機移動
自費	●	森													・H29.2月まで・自費の差別化・メニューの改正・プロビジョナルを取り入れていきたい・ホワイトニング積極的に取り組む・インプラントの確立・インプラントの勉強会・インプラントの値段と補綴種類検討
保険のルール	院長	澤口													・H29.2月まで・保険のルールの見直し・算定のチェック
ウラのスケジュール	●														・資料：掃除チェック表　・資料：… お渡し済
熊谷先生プロジェクト	●谷	鴻													・勉強会のプロジェクト
勉強会	●谷	鴻													・H29.3月まで・今後実施するのか検討・認定DHの資料確立・Xray読影
礼節	●本	宮村													・H29.3月まで・互いに尊重できる職場へ・言葉遣いやモチベーションが上がる言葉の勉強
薬	●本														・服用している薬調べる・手間を省く
ホームケア	●谷														・口腔ケアグッズ・雑収入をあげる取り組み・歯ブラシの種類検討
決算・規約	院長														・年1回税理士さんから決算報告・法人化の説明・規約の説明・義務と権利・遅刻を有給に・レセプト残業をなくしたい・DH土曜に有給取りたい・資格評価・資格取得者との差をつける

誰が・いつまでに・何をするのか

個人の強みを
生かした体制

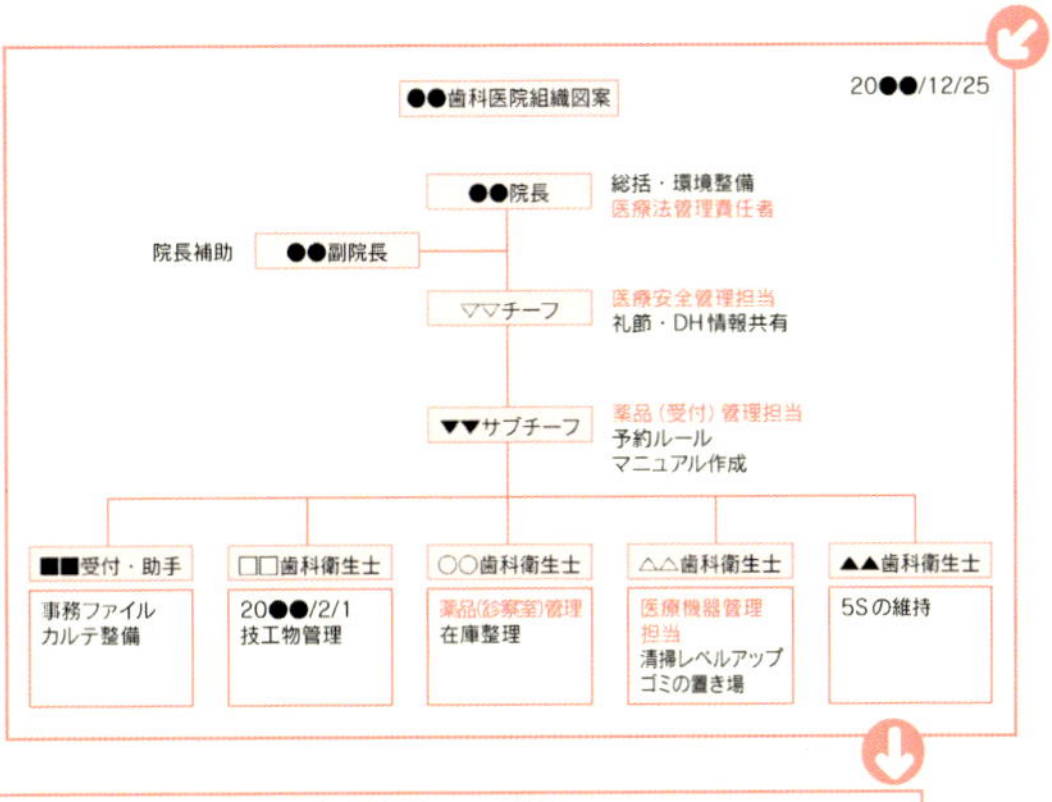
●●歯科医院組織図案
20●●/12/25
●●院長
総括・環境整備
医療法管理責任者
院長補助
●●副院長
▽▽チーフ
医療安全管理担当
礼節・DH情報共有
▼▼サブチーフ
薬品（受付）管理担当
予約ルール
マニュアル作成
■■受付・助手
事務ファイル
カルテ整備
□□歯科衛生士
20●●/2/1
技工物管理
○○歯科衛生士
薬品(診察室)管理
在庫整理
△△歯科衛生士
医療機器管理
担当
清掃レベルアップ
ゴミの置き場
▲▲歯科衛生士
5Sの維持

1週間に1回
の進行状況の
確認

2016 ハッピー歯科医院　個人別

月

担当	プロジェクト	リーダー	メンバー	2	3	4	5	6	7	8	9	10	11	12	1
院長	5S（外）	院長	●谷												
	小器具・外科器具	●本	院長												
	雇用	院長													
	保険のルール	院長	●口												
	決算・規約	院長													
●口	5S（技工室）	●口													
	見学者対応	●口	●												
	変革フォーラム	●口	●山												
	小児歯科	●口													
	保険のルール	院長	●口												
●	5S（受付②）	●	●村												
	見学者対応	●口	●												
	購入（すぐ）	●村	●												
	Dr場所	●													
	自費	●	●												
●本	5S（スタッフルーム・増改築）	●本	●谷												
	指令塔のマニュアル化	●本	●												
	礼節	●本	●村												
●山	5S（受付①）	●山	●村												
	初診・補綴コンサル	●谷	●山												
	5S（待合室・玄関）	●村	●山												
	在庫	●村	●山												
	変革フォーラム	●口	●山												
●谷	5S（外）	院長	●谷												
	5S（スタッフルーム・増改築）	●本	●谷												
	初診・補綴コンサル	●谷	●山												
	熊谷先生プロジェクト	●谷	●												
	勉強会	●谷	●												
	ホームケア	●谷													
	購入（中期）	●谷	大●												
●	5S（棚・X線室）	●													
	指令塔のマニュアル化	●本	●												
	自費	●	●												
	熊谷先生プロジェクト	●谷	●												
	勉強会	●谷	●												
●本	5S（診療室）	●本													
	小器具・外科器具	●本	院長												
	薬	●本													
	購入（中期）	●谷	大●												
●	5S（消毒室）	●													
	ウラのスケジュール	●													
●村	①）	●山	●村												
	5S（受付②）	●	●村												
	5S（待合室・玄関）	●村	●山												
	在庫	●村	●山												
	購入（すぐ）	●村	●												
	礼節	●本	●村												
各担当	マニュアル追加	-													

—変革を始めるときの準備—

マニュアル作成は，

単なる業務の視える化にあらず

組織としての文化である

第3章

マニュアルの必要性

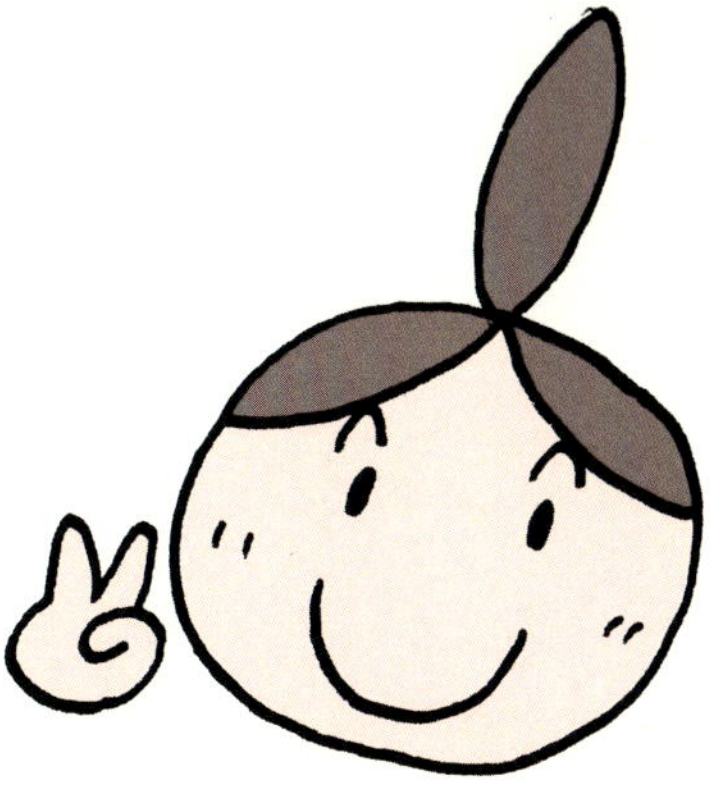

不安から脱却しよう

新人が歯科医院に勤務するときに、不安になることがあるようです。

「見て覚えて」という言葉に対してです。

「そんなものかな?」と思うかもしれませんが、他の業界で働いたことがある人が歯科医院に勤務したときには、「ここは、マニュアルさえないのです」と驚かれます。

一般の業界では、仕事をするうえでのマニュアルがあって当然。仕事を明確化して、どのスタッフであっても、標準とする方法の情報共有を行っています。マニュアルを使って、業務の指導・遂行・改善を繰り返し行います。

歯科医院では、専門教育を受けた歯科医師や歯科衛生士、歯科技工士がいます。

また、独自の専門性を持った受付がいます。歯科助手に関しては、教育を受けた人、全く知らないという方々までさまざまです。

ある程度の教育を受けた歯科衛生士がチーフになることが多いということもあるのでしょうが、知っていて当然という錯覚に陥っている場合、二、三度口頭で伝えただけで、新人育成を行ったつもりでいます。少しでもできない状態を見つけると「その人はやる気がない」「能力がない」と判断を下してしま

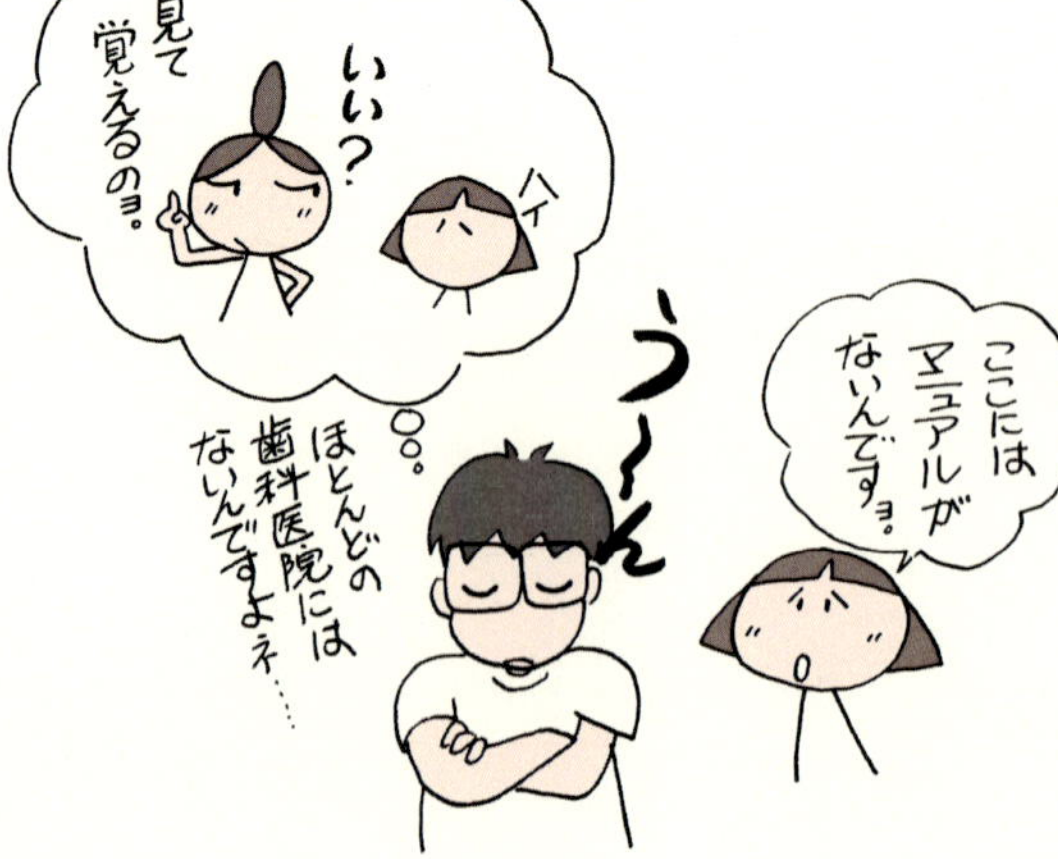
見て覚えるのョ。
いい?
ハイ
ここにはマニュアルがないんですョ。
う〜ん
ほとんどの歯科医院にはないんですよネ……

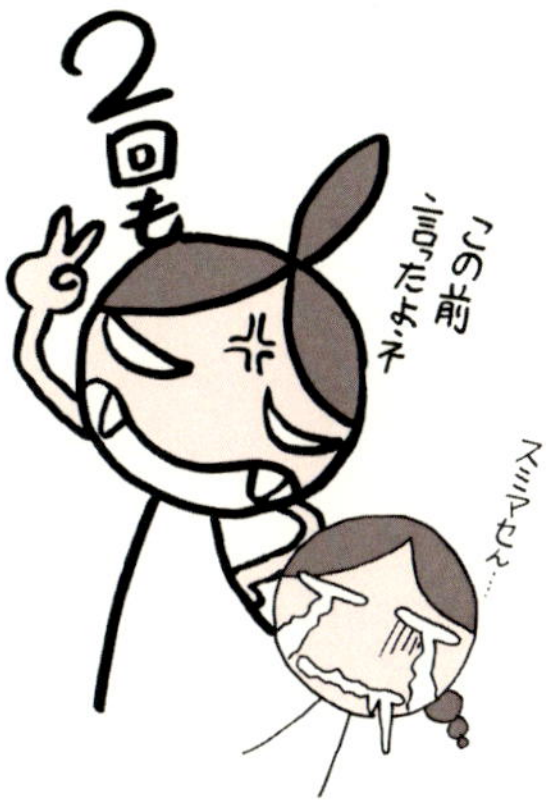

っている場合も少なくありません。**また、複数の人数で指導する場合、ちょっとしたことに、統一性がないために、新人は、どの人の言うことを聞けばいいのかわかりません。しかし、残念なことに指導している側には、その自覚がないので困ったものです。**

したがって、このような歯科医院の新人には大きな混乱が生じ、スタッフが辞めていく状況を作ります。

仕事は目に視える状態にして、指導する側にも、受ける側にも統一性を持たせる必要があるのです。

「近頃の人は、精神的にもろい、ちょっとの我慢ができない」「何を考えているのかわからない」と歯科医院で言われることがあるのですが、それは育成するシステムそのものに、問題があることに気付かなければならないでしょう。まずは、現状の整理をして、これから行う歯科医院の変革の第一ステップに入りましょう。

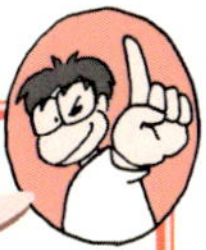

Check

新人に言うことがスタッフによって違う

□ はい → それは大変。次へ進む。

□ いいえ → スゴイデスネ。でも、統一するためにスタッフ間で話し合ってますか?

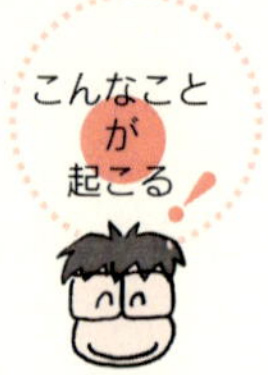

「優秀な人ほど、長くはいない」

スタッフが固定されずにいる歯科医院がありました。

常勤歯科衛生士の補充はなかなかうまくいかず、院長はパートの助手の方々の採用で、現状を乗り切ろうと考えていました。不景気のときです。歯科医院のパート補充はそう困難ではありません。すごいメンバーが採用されてきました。

・小学校の先生をされていた方
・銀行で、教育係をしているほどの礼節のしっかりした方
・音楽家
・OLをしていた方
・他医院でチーフをしていたママさん歯科衛生士

毎日は無理でしたので、それぞれシフト制で診療に入っていただくことになりました。

常勤は受付と歯科衛生士の二名だけです。しかも、ほとんどのパートの方々は、素人さんです。メンバーがそろっても、大変な混乱が起きています。どの方も優秀ですが、技術や知識を伝えるための

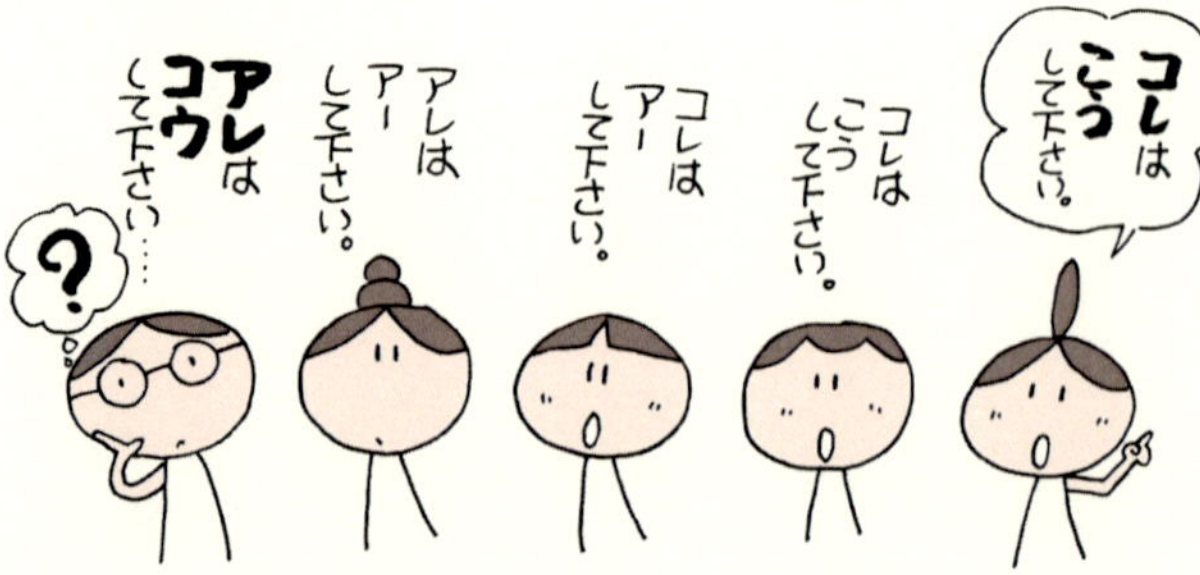

システムも、マニュアルもありません。まさしく、伝達ゲームの繰り返しです。

優秀なパートのスタッフの方々が口を揃えて言いました。

「小原さん、ここには、マニュアルがないのです」

「そうですね、でもね、マニュアルを持っている歯科医院は、そう多くはないですよ。みなさんが、教わりながら、ここの常勤スタッフの方々と力を合わせてマニュアルを作っていかなければならないのです。どうか協力してください」

「そうですかー。でもね、私達は治療の内容だって、器具の名前だって、形さえどんな形をしているのかわからないんですよ。それは、無理がありますよ」

彼女の言う通りです。パートの方々は、そんなに長くは、歯科医院にはいませんでした。

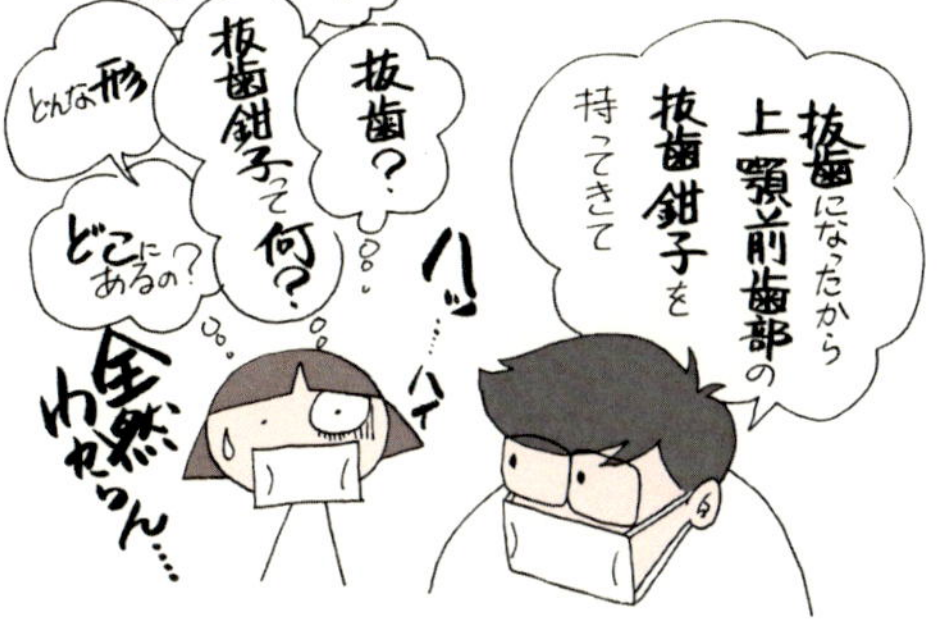
抜歯になったから上顎前歯部の抜歯鉗子を持ってきて
ハッ……ハイ
抜歯?
抜歯鉗子って何?
上顎前歯部?
どんな形
どこにあるの?
全然わからん…

院長の理念の設定後は、パートの歯科衛生士が少しずつ増えて、きれいなシフト制を組み、常勤の歯科衛生士が二名加わりましたので、事態は少しずつですが改善されていきました。新しいメンバーは、二度と混乱が起きないようにと、四カ月かけて全治療を網羅したマニュアルを作り上げ、今でも改善を繰り返しながらマニュアルの改正を続けています。

悪夢のような時期は、その歯科医院にとって、変革をするためのきっかけを作りました。今から思えば、あの時期はそれぞれのスタッフがやってくれていることを認め、感謝し、尊重し合える体制作りを行わなければならないと自覚した期間だったと思います。

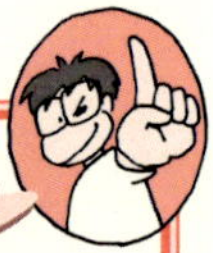

Check

歯科医院でやっといい人が来てくれたと思うのに長く勤めてくれない

□ **はい** ↓ マニュアルはあるかな？

□ **いいえ** ↓ イイデスネ〜

第4章

さあ、マニュアルを作ろう

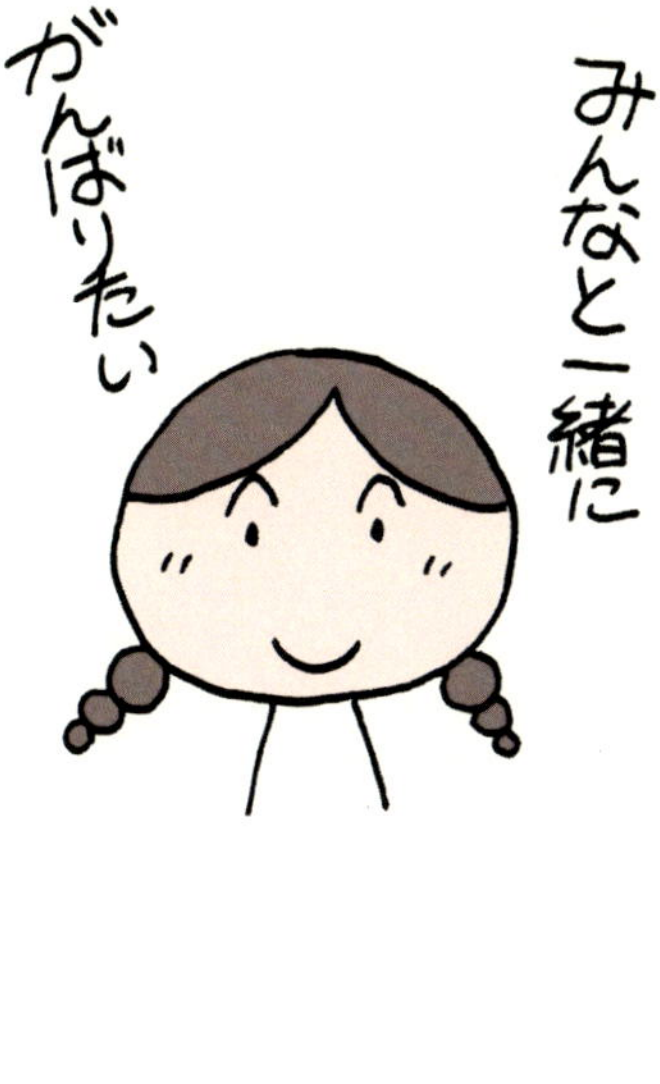

いつからマニュアル作りは行えるのか

歯科医院の中で、ちょっとしたトラブルが生じるときは要注意。互いに心の余裕がありません。

歯科医療は一人では決してできないのに、そのことを忘れているときがあります。患者さんに直接接しているのは院長と歯科衛生士ですが、この部分を担当していると、自分達を支えてくれている人々の動きが当然のように思われ、感謝の気持ちが失われがちです。また、支えてくださっている歯科技工士、歯科助手、受付の方々は、互いの仕事が認められない状態が続くと「面白くない」と考えがちで、悪循環に陥ります。

そんなときこそブレーン・ストーミングを行って、問題を抽出し、目標を設定し、情報を共有させていきましょう（『歯科医院の活性化』110～122ページ参照）。

何が問題となっているかを考えるためには、基本が何であるかを知らなければなりません。歯科医院で行われている仕事のすべてを書き出してみましょう。私達が行っている仕事は何なのか、誰が、いつ、どのように動いているかを理解してみるのです。

「歯科医院をみんなで変えよう」

「チーム一丸で、患者さんによりよい歯科医療を提供しよう」と考え院長から理念を公開されれば、マニュアルを作る時期は来ています。

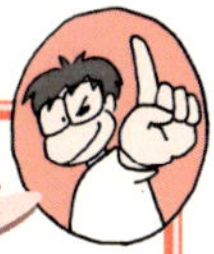

Check

ちょっとした混乱が起きたとき、マニュアルはあったほうがいいと思ったことがある

□はい
↓
次へ進む。

□いいえ
↓
みんなで話し合ってみる。特に新人に混乱がないか聞いてみる。

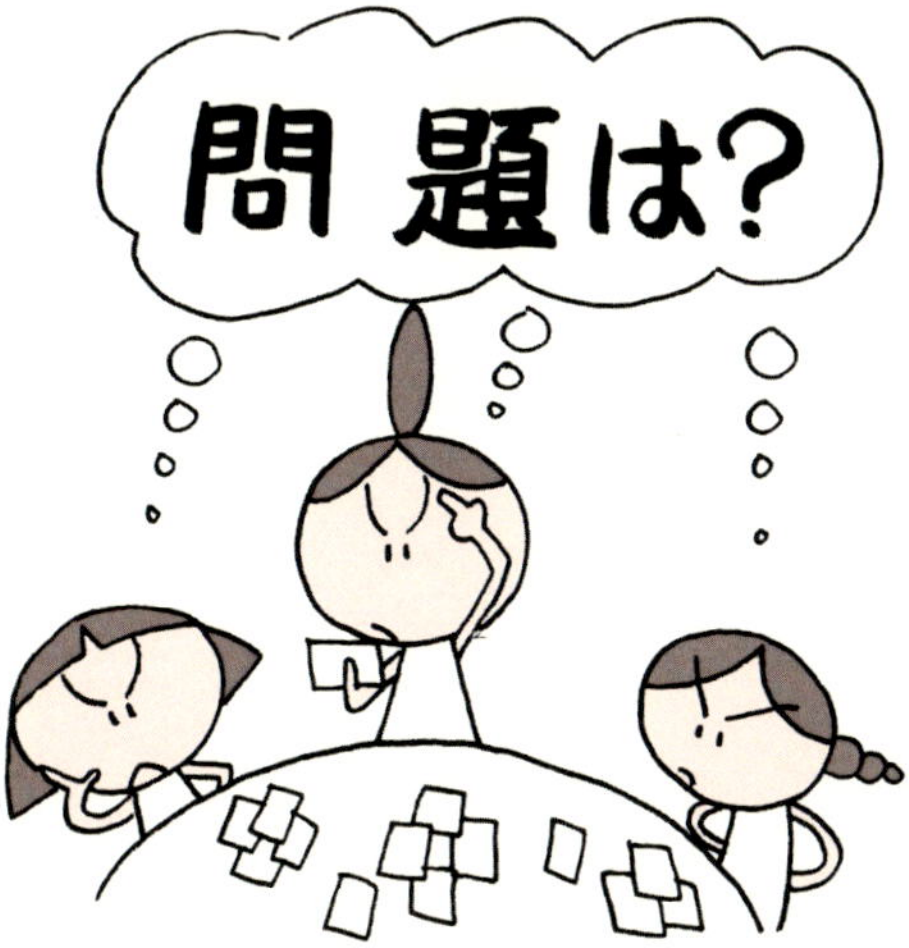

視 view

誰が作るのか

マニュアル作りは全員で取り組みましょう。院長であっても、新人であっても、同じです。全員でマニュアル作成に取り組むことに意義があります。その調整役を、どなたかにお願いしたいのですが、これはベテランである必要はありません。

マニュアル作りは、数多くある行うべきことの一つであり、一大プロジェクトです。したがって、司令塔としてみなさんを動かす人が必要です。プロジェクトリーダーとして、お願いしてみましょう。

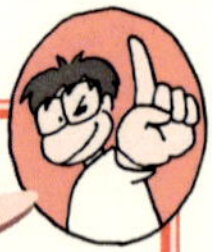

Check

みんなでマニュアルを作るとなると気が重い

□ はい ↓ 得意分野を担当する。昼休みを使ってチャッチャッと進めていく。なんとかなるヨ！

□ いいえ ↓ ヨシ！ 次へ進もう。

プロジェクトリーダーの重要性

全員でマニュアルを作っていくときに重要なのは、全体を動かす役割「司令塔」となる人です。この役割には、チーフが最適ではありますが、ほかの人でも十分に活躍できます。その場合には、マニュアル作成のプロジェクトリーダーなどの名称を使って役割をお願いします。

中には、なかなかやってくださらないスタッフや、どうしてもできないとおっしゃる方がいらっしゃいます。

全体で動くときには必ず抵抗勢力が出てくるもので、これは普通のことなのです。そのときに、焦らず、悔やまず、前向きに、淡々と計画的に進めます。

『歯科医院の活性化』202～207ページの「変革を成功させるためのポイント」「組織のモチベーションを上げる」を参考に行動してください。

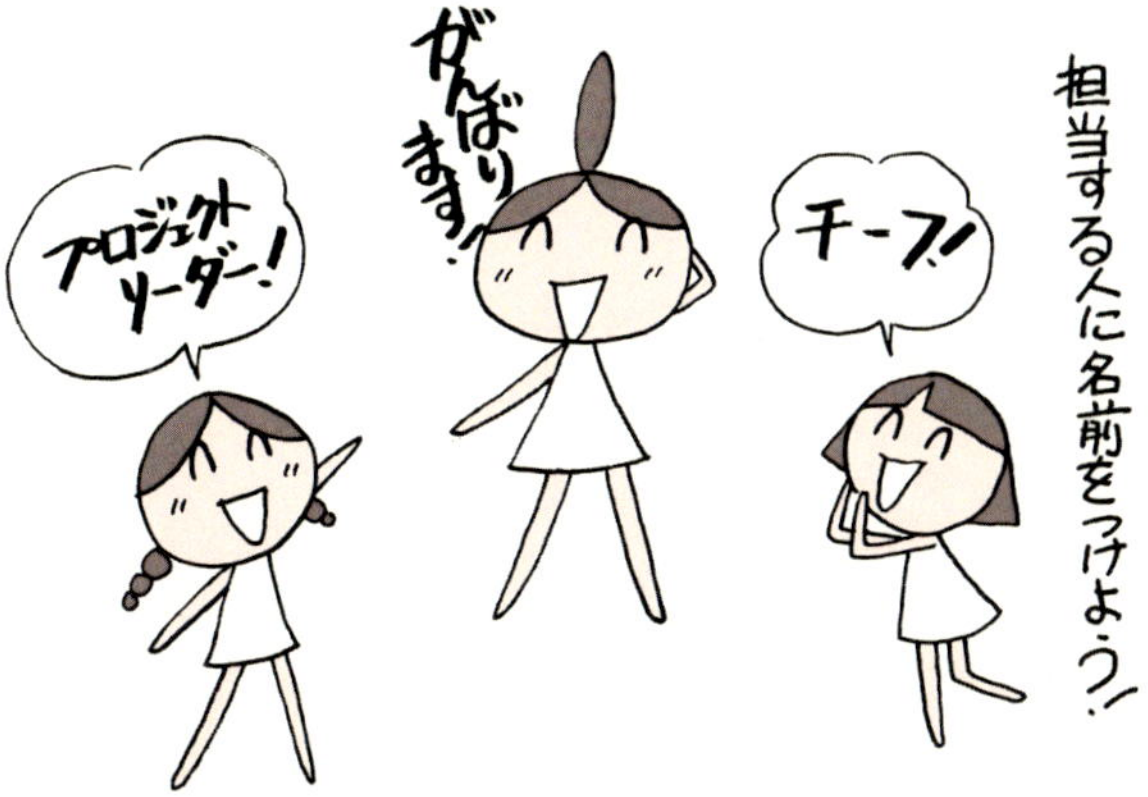
担当する人に名前をつけよう!
チーフ!
がんばります!
プロジェクトリーダー!

Check

自分より若い人がプロジェクトリーダーだったら仕事がやりにくい

□ はい ↓ アナタが抵抗勢力ですか？『歯科医院の活性化』の192ページ以降を読んでみてください！

□ いいえ ↓ 次へ進む。

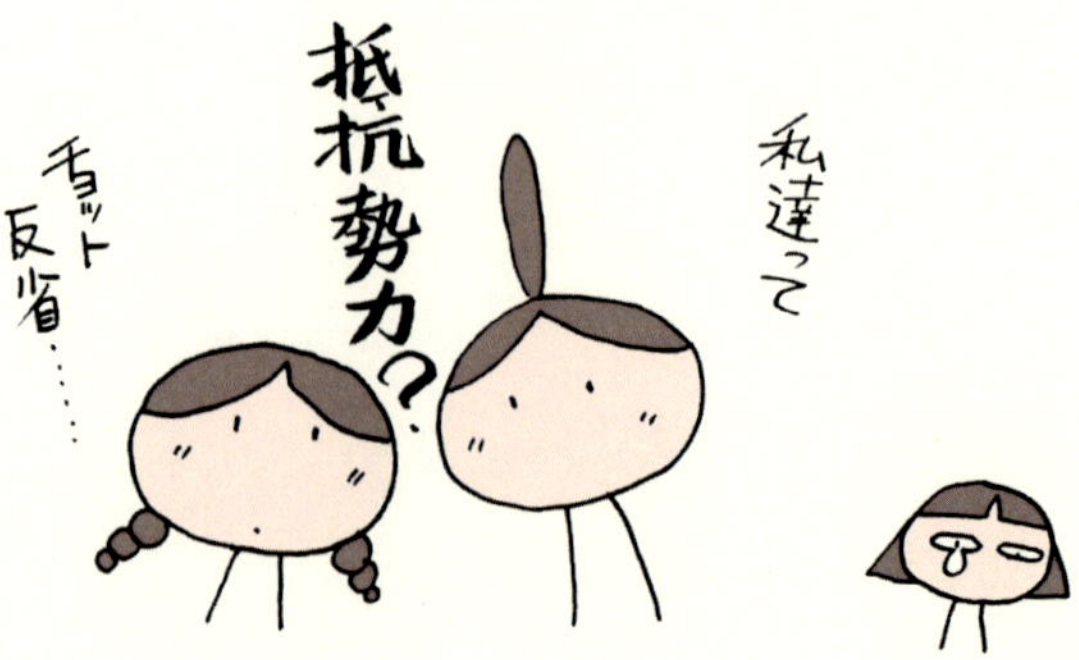

どのような流れで作っていくのか

まずは、みんなでどうすればいいのかを考えてみましょう。

難しいことはありません。今行っていることをコツコツと視えるようにしていけばいいだけのことです。

少しずつでかまいません。その代わりに確実に進行させていきます。すべてが書き終わったときの満足感や爽快感は、全員で体験することができます。さあ、一致団結してやってみましょう。

流れに合わせて九つの段階を示しました（**図1**）。

図1　マニュアル作成にあたって必要な９つの段階

第１段階　情報の共有
1　院長の理念
2　問題点の抽出
3　情報の共有
4　目標の設定
5　意識統一

第２段階　前準備
1　院長の決断
2　主旨説明
3　開始時期の決定
4　プロジェクトリーダーの決定
5　全員の自覚
6　記入用紙の企画

第３段階　作成のための確認
1　意識統一
2　マニュアル項目（目次）の作成
3　担当分野の確認
4　計画表の作成
5　記入用紙の説明

第４段階　作業開始
1　定時朝礼時にその週担当部分の確認
2　定時朝礼時に進捗状況報告
3　提出箱の設置
4　写真の活用

第５段階　確認
●全員での内容確認
　1　回覧のシステム紹介
　2　全員回覧の印
　3　訂正・加筆箇所の明示
　4　配慮ある行動の徹底
●ミーティング時の確認
　1　進捗状況報告
　2　担当者からの気づき点の報告
　3　それぞれのメンバーからの提案

第６段階　マニュアルの整備
1　管理ファイルの用意
2　小見出し作業
3　目次の管理
4　マニュアルの完成

第７段階　マニュアルの活用
1　確実な人材育成
2　日々改善のための状況把握（単純化・効率化）
3　仕事に対する個々の向上
4　個々の強みの確認

第８段階　定期的見直し
1　問題が出たときの基本となる資料
2　改善が生じたときの担当者の確認
3　期限の提示
4　新規事業項目の追加

第９段階　さらなる活用（独自性）
1　歯科医院の独自性の発見
2　医療法対策

マニュアル作成にあたっては、各自の仕事を認め、感謝し、尊重し合う体制を作ることを目的とする

マニュアル作成計画											
時期	段階	第1段階	第2段階	第3段階	第4段階	第5段階	第6段階	第7段階	第8段階	第9段階	備考
	内容	情報共有	前準備	作成の確認	作業開始	確認	整備	活用	見直し	独自性	
年　月	問題解決										
年　月											
年　月	新しい体制導入										
年　月											
年　月	体制の確立										
年　月											
年　月											
年　月											
年　月	体制の充実										
年　月											
年　月											
年　月	体制の確立										
年　月											

マニュアル作りは計画的に
その計画を見えるようにネ.
この状態から脱しよう!

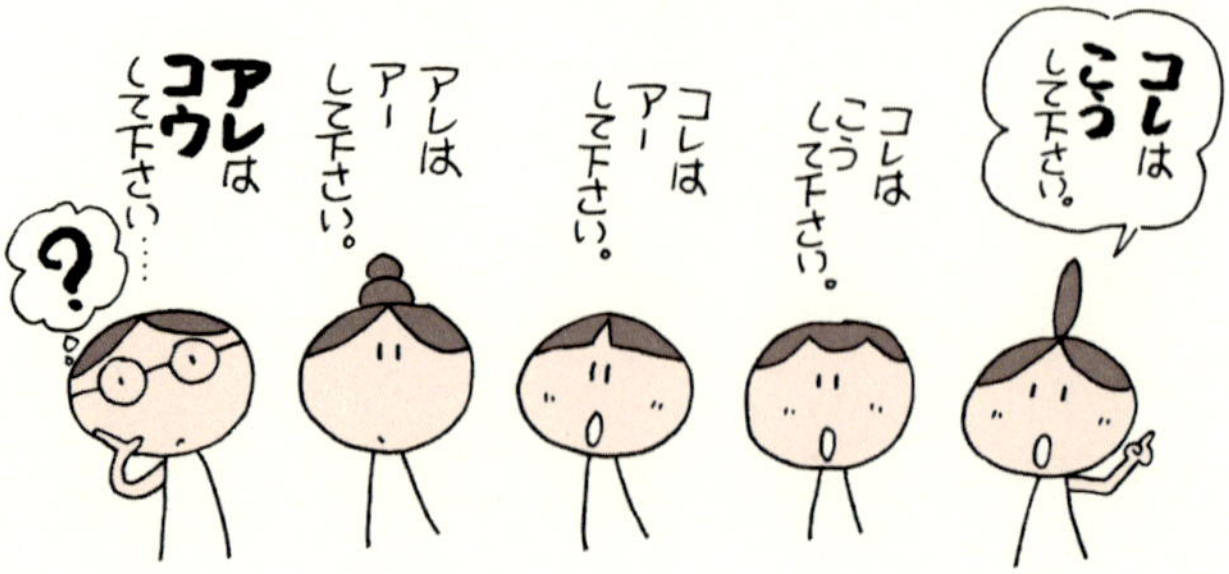
コレはこうして下さい。
コレはこうして下さい。
コレはアーして下さい。
アレはアーして下さい。
アレはコウして下さい……
?

1 第一段階は、情報の共有です

みんなで「一緒に取り組もう」という意識統一を行います。すべての基本は、理念に合っているかどうかです。理念に反していなければ全員で取り組みましょう。

2 第二段階は、前準備です

何かを全員で行う場合、目的を明確にしておく必要があります。院長が、このマニュアルは「何のために作るのか」主旨説明を行います。

さらに、プロジェクトのリーダーを決め、権限委譲を行い、準備する時間を与えなければなりません。

このプロジェクトリーダーは、「いつから」「誰に」「何を」「どのよう」に責任を持ってもらうかをミーティングで決めて、この作成準備に入ります。そして、みんなの前で、「マニュアル作りを行おう」と宣言します。

実際にマニュアルを作ろうと言って、それぞれが好きな形で作り始めると、でき上がったものに統一感がありません。「本当は、こんなことまで書いてほしかったんだけど…」という言葉が出ると、それま

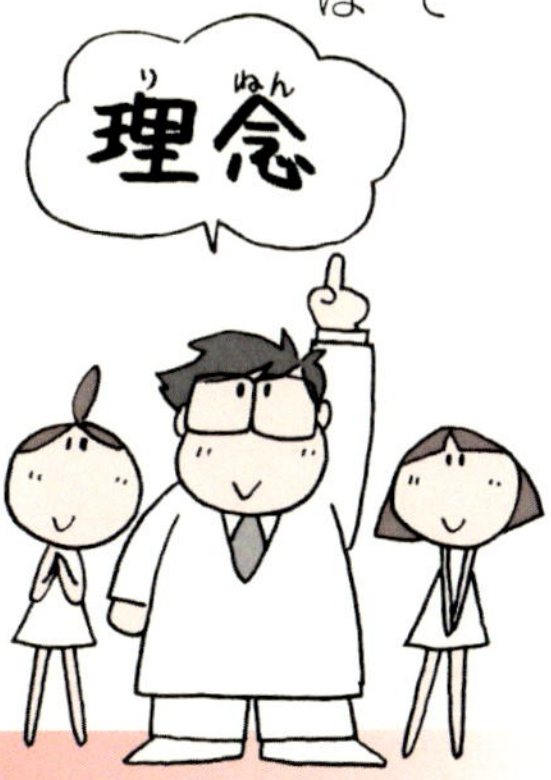

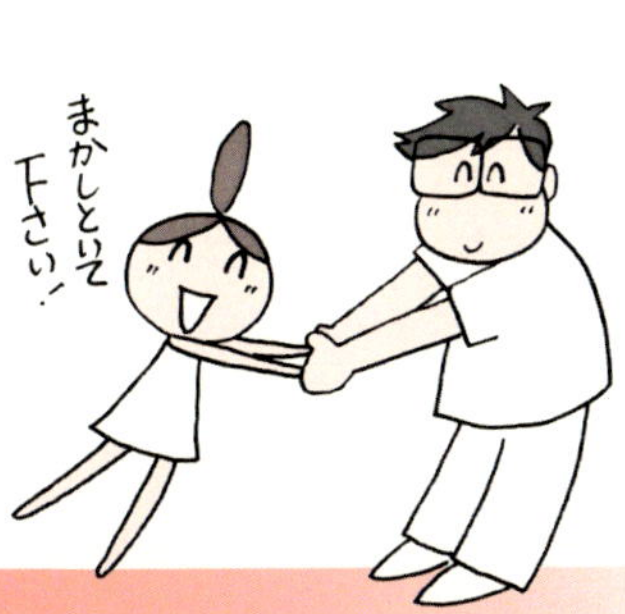

での努力がちょっと否定されたように感じてしまうこともあるでしょう。せっかくみんなで作るのですから、書式を決めて、力を合わせて取り組む準備をしておきましょう。（書式案は第5章で提示）

Step 3 第三段階は、作成のための確認です

① 意識統一

さあ、これから三～四カ月かけてマニュアルを作っていきます。長い期間での作業になります。

まずは、「みんなで作るのだ」という意識統一を行いましょう。

② マニュアル項目の作成

作業の最初は目次作りからです。

骨組みとなるマニュアルの項目（**図2**）をあげていきます。一から作るのは大変でしょうから目次案を示しておきます（**図3**）。

これをもとに話し合いながら追加していきましょう。

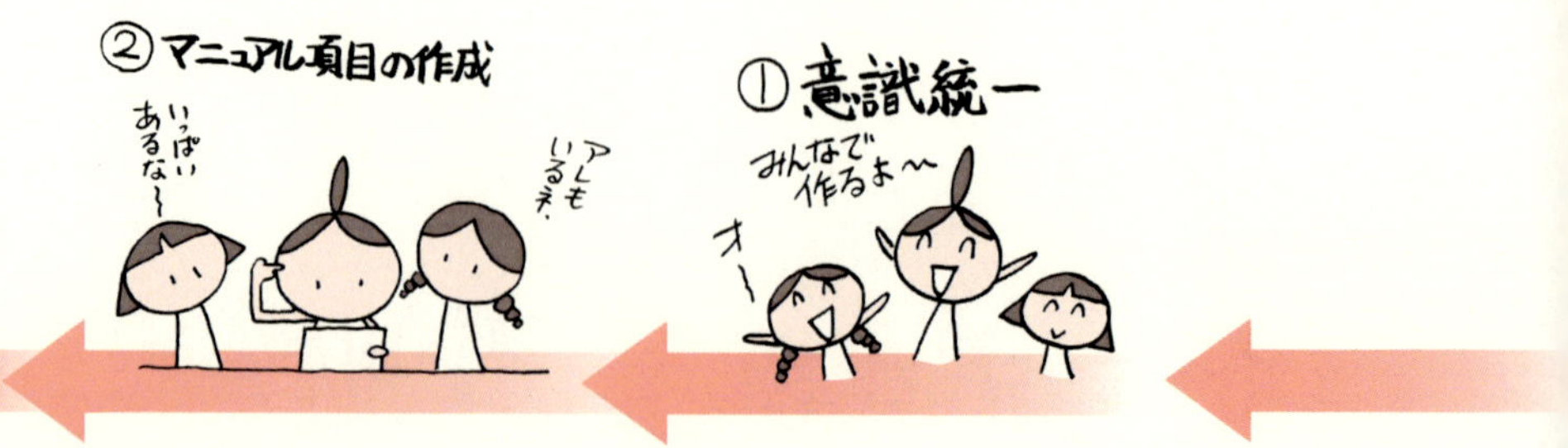

①意識統一
みんなで作るま～
オー～
②マニュアル項目の作成
いっぱいあるな～
アレもいるネ

3 担当分野の確認

項目ができると、今度は、書いていく担当を確認します。それぞれ得意分野や、興味のあること、普段からやっていること、好きな分野を担当します。誰もが得意なことは無理することなく書くことができるからです。

項目別の担当者は、難しく考えることはありません。受付は受付の方に任せ、治療については、院長にも参加してもらいましょう。歯科衛生士でなければできないというところはそう多くはありません。診療介助についている歯科助手の方がいれば、治療の部分を担当してもらいましょう。

しかし、まだあまりやっていないこと、やり方が定まっていないことなどは、院長と話し合いながら書くことになります。目次に項目を入れた後に担当者を書きます。

図2　マニュアルの目次記入用紙

大項目	小項目	作成者	作成月日
礼節	挨拶	田中	6/1
	患者誘導	田中	6/8
	身だしなみ	田中	6/15
	基本的な言葉遣い	田中	6/22
診療室の管理	待合室の見取り図	佐藤	6/1
	診療室内棚の見取り図	東	6/1
	消毒コーナーの見取り図	東	6/8
	ユニット	東	6/18
	ワゴンの配置と整理	東	6/22

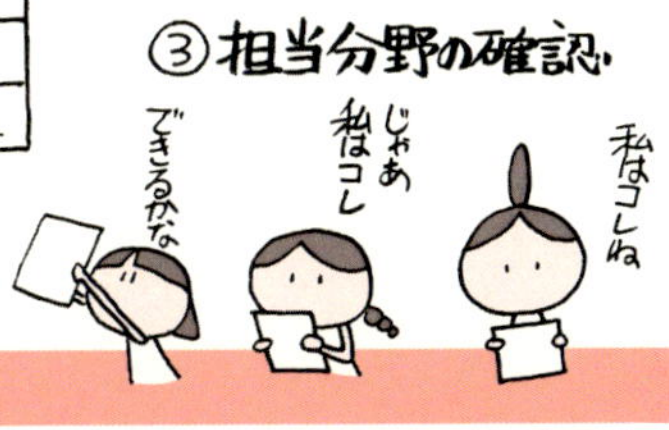
③担当分野の確認
私はコレね
じゃあ私はコレ
できるかな

4 計画表の作成

進行状態を確認できる計画表をプロジェクトリーダーは作成します。**図3**に示したマニュアル例では、小項目が五十程ありますので、スタッフ五人（院長込）で担当すると、十項目ずつです。一項目を一週間で仕上げるとなると、十週かかります。余裕を持って書いても四カ月で完成するはずです。「忙しくて、できません」は、なしです。

基本は誰もが一週間に一項目書いていきますので、あらかじめ作業の予測ができます。これを計画表として貼り出します（**図4**）。

5 記入用紙の説明

ここまで決まったら、プロジェクトリーダーは記入用紙の説明をしてください（記入用紙は180～182ページ）。

まずは、項目を出すところからです。

さあ、全体ミーティングを始めましょう。

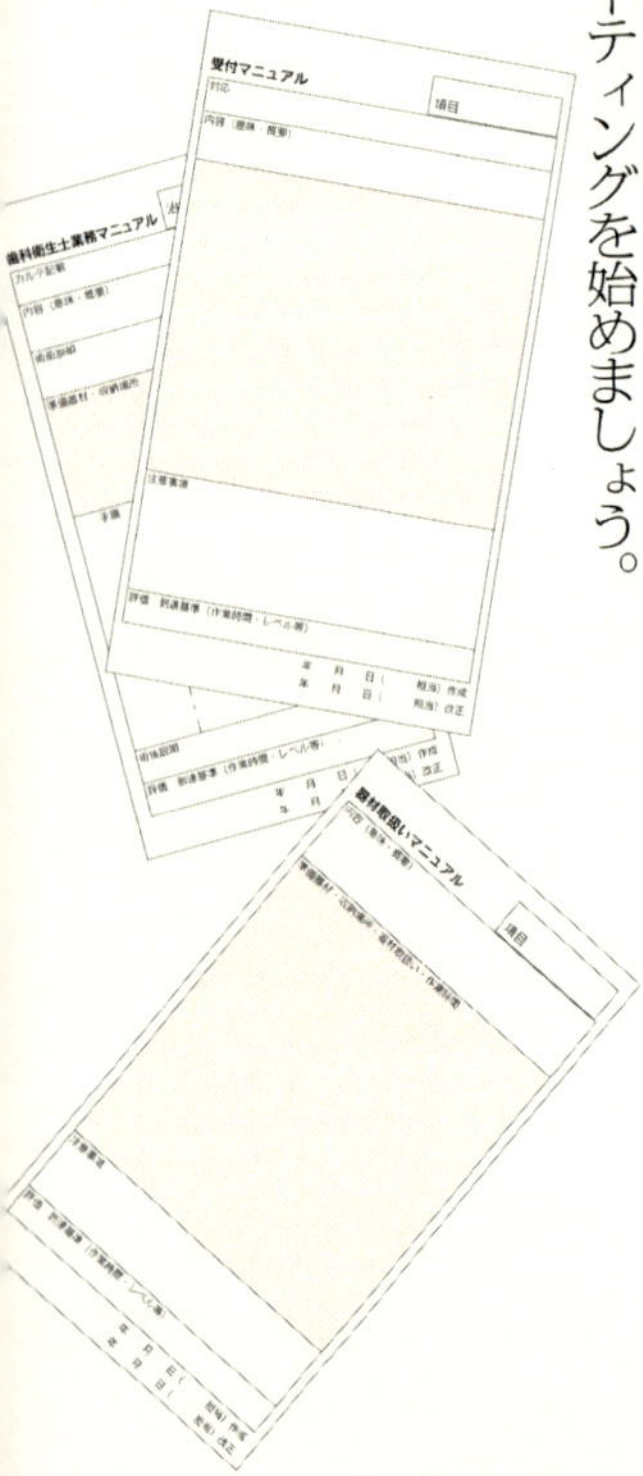

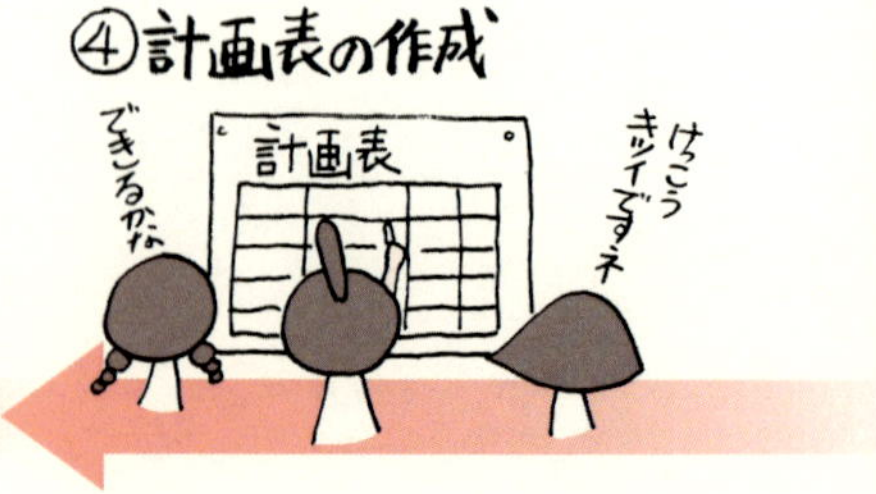

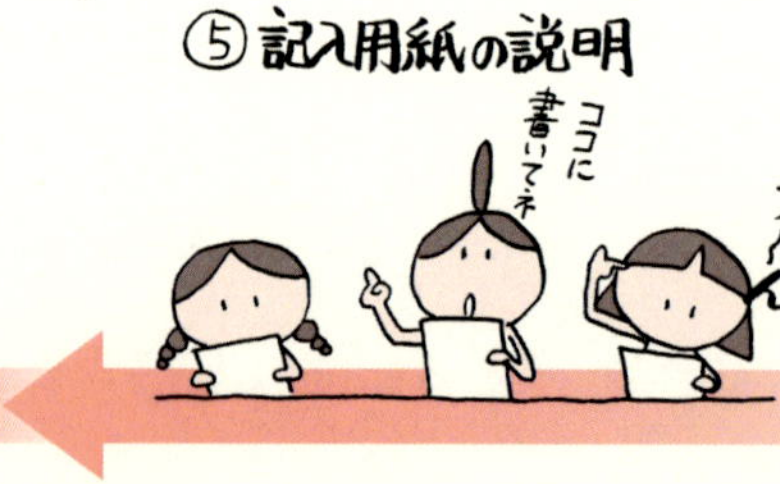

図3　マニュアル目次案

目　次　案

A　礼節
　挨拶、患者誘導
　身だしなみ
　基本的な言葉づかい
B　診療室の管理
　待合室の見取り図
　診療室内棚の見取り図（保管場所）
　消毒コーナーの見取り図（保管場所）
　ユニット（電源・スイッチ、インスツルメントの作動）
　ワゴンの配置と整理（要写真あるいは見取り図）
　サイドテーブル内の器材の所定場所
C　診療準備
　待合室・トイレ・洗面台・カウンター内
　診療室・コンプレッサー・空調・消毒・補充・技工物
　ユニット周り
D　周期的作業
　※場合によっては管理チェックリスト作成
　現像液
　医療廃棄物の処理
　ダスト
E　受付業務
　朝の準備
　予約の取り方
　電話対応
　カルテ記入
　保険点数
　昼の片付け
　帰りの片付け
F　治療の器材と術式
　1　保存修復
　　一般治療基本セット一式
　　コンポジットレジン修復のセッティングと術式
　　メタルインレー修復　形成日
　　メタルインレー装着日
　2　歯内療法
　　歯髄保存
　　根管治療
　　根管充填
　3　歯科補綴療法
　　クラウン修復　コア形成・印象
　　クラウン形成・印象
　　クラウン装着
　　＊前装冠は、クラウンに準じる
　　全部床義歯装着　概型印象・個人トレー印象
　　精密印象
　　咬合採得
　　試適
　　セット
　　＊部分床義歯は、全部床義歯に準じる
　4　歯周病治療
　　歯周検査
　　ブラッシング
　　PMTC
　　スケーリング
　　スケーリング・ルートプレーニング
　　音波ブラシ
　　歯周外科
　5　口腔外科
　　抜歯
G　診療後片付け
　待合室・トイレ・洗面台・カウンター内
　診療室・コンプレッサー・空調
　ユニット周り
　技工物
　消毒

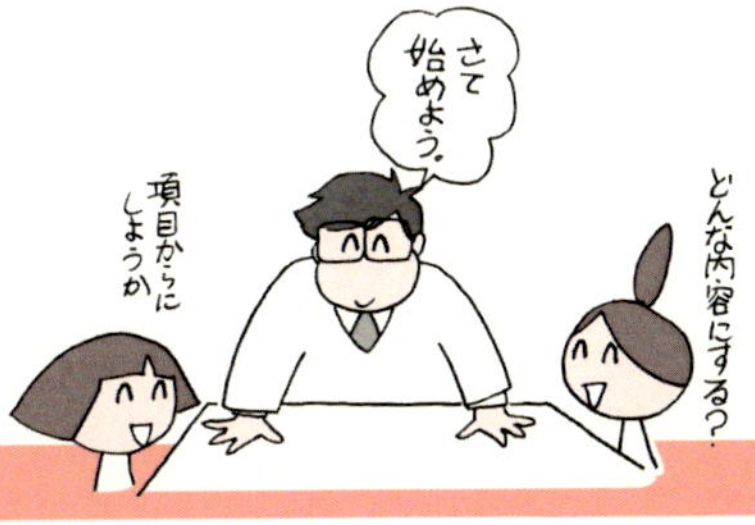
さて始めよう。
項目からにしようか
どんな内容にするの？

図4　計画表

第1ステップ　　7カ月プランの状況　　平成●●年度

歯科医院の理念	あなたに、お口の健康を通して豊かで充実した人生を提供します
第1ステップの目標	マニュアル作成で仕事を視える化。確実な新人育成。情報の徹底

担当	総括	マニュアル作りリーダー	情報の共有化リーダー	育成体制リーダー	研修会情報リーダー	マニュアル補助	備考
メンバー	院長	先輩C	先輩D	中堅F	受付E	新人B	
8月/初旬	理念説明準備	マニュアル目次設定・書式検討			情報収集		
8月/中旬	理念をミーティングで説明	マニュアル目次決定・書式決定	ミーティングで、朝礼・ミーティング内容を検討			書式をワープロ作成	
8月/下旬	理念の浸透						
		強みの確認	実施				
9月/初旬	スタッフの面談・メンターの確認	タイムスケジュール案・説明会		新人Bのフォロー タイムスケジュールに合わせて、育成計画		タイムスケジュール表の作成	
9月/中旬	マニュアル作りの開始・育成のための体制作り						
	担当 診療補助 外科・義歯	担当 礼節 診療室の管理	担当 予防・管理 補綴・歯周	担当 診療補助 保存・歯内	担当 受付業務	担当 診療準備 周期的作業 片付け	
9月/下旬	概形印象	挨拶・身だしなみ	コア形成	一般治療基本セット	朝の準備	待合室清掃	
10月/初旬	個人トレー	患者誘導	クラウン形成 印象	コンポジットレジン	電話の取り方	トイレ・洗面台の維持	
10月/中旬	精密印象	基本的な言葉づかい	クラウン装着	メタルインレー	カルテの記入	診療室の維持	
10月/下旬	咬合採得	待合室見取り図	前装冠の応用	メタルインレー	昼の片付け	コンプレッサー・空調	
11月/初旬	試適	診療室見取り図	歯周検査	歯髄保存	帰りの片付け	消毒	
11月/中旬	セット	診療棚見取り図	ブラッシング	根管治療	保険の理解	消毒	
11月/下旬	調整	ワゴン内整理と配置	PMTC	根管充填	保険の理解	機材補充	
12月/初旬	抜歯	ユニットの管理	スケーリング	バー管理	予約の取り方	技工物の管理	
12月/中旬	歯周外科	動線の確認	ルートプレーニング				
12月/下旬					研修会情報を整理・来年に向けての提案		
1月/初旬	マニュアルの見直し・訂正						
1月/中旬				新人とマニュアル復習	ミーティングで研修の検討	中堅Fとマニュアル復習	
1月/下旬							
2月/初旬				育成のための研修参加			
2月/中旬							
2月/下旬	マニュアル完成						
3月/初旬	来年度の戦略						
3月/中旬		来年度具体的戦術					
3月/下旬				報告・来年度研修の提案			

次のステップへの課題　　※1週間～10日で1項目を書く予定で計画

（『歯科医院の活性化』135ページより）

4 第四段階は、作業開始です

スタッフ全員が声をかけ合って、中断することがないようにプロジェクトリーダーは個々のスタッフの動きに注目しておきます。週末には進行状態を確認し、月曜日の朝礼時に今週の担当を発表します。また、何かのトラブルが生じたときには調整したり、協力体制をとりますので早めに申し出るように、お願いしておきます。

書いたものはどんどん所定の箱に提出してもらいます。イラストや写真を入れていくと、図画工作をしているように、楽しくなってくるはずです。

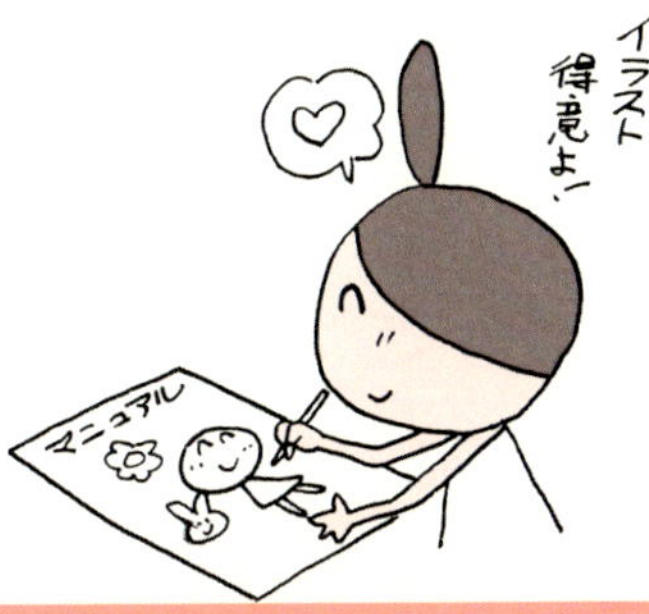
イラスト得意よ！
マニュアル

5 第五段階は、確認です

マニュアルを作り始めると気付くことですが、書いたものを他のスタッフに見てもらうと、「私はそんなことやってなかった」と、普段やっていることさえ、驚くようなくい違いが出てきます。どうりで新人が混乱するはずです。少しずつでも調整できるように、みんなで回覧してみましょう。そのとき、付箋にコメントを入れて、違っていることを示しておきます。確認できたページには、サインをして全員のチェックを受けます。

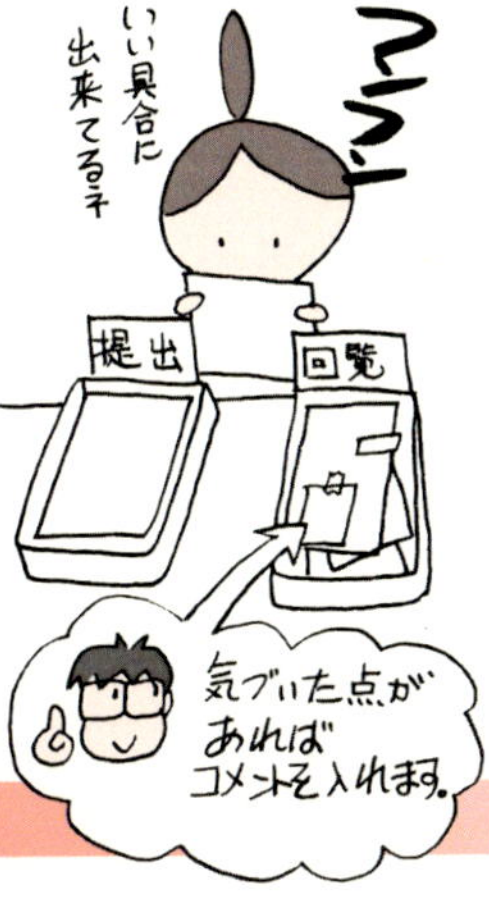
いい具合に出来てるネ
提出
回覧
気づいた点があればコメントを入れます。

小さな違いは日常の会話でつめることができますが、大きくくい違う場合は、ミーティング時に話し合って解決していきます。

この調整はプロジェクトリーダーが行いますが、マニュアルの内容でもめたときには、使用説明書や教科書・雑誌などの文書化されたものを参考にして話し合いましょう。

このときには、ポジティブシンキングを忘れずに、発言に注意しましょう。誰もが、一生懸命にやっているのですから。

STEP 6 第六段階は、マニュアルの整備です

計画通りに進んできたら、ファイルを用意して整理していきます。

ここからは現場が使いやすい工夫が必要です。担当者のアイディアが光るところです。ファイルは二つ穴の背幅が三センチくらいのプラスチック素材のものがいいでしょう。結構なボリュームになります。目次は項目がどんどん追加されていきますので、パソコンで入力し、柔軟な変化に耐えられるようにしておくほうが無難です。

みなさん、よくがんばりましたネ。まずは作成できたことに対して互いに感謝の言葉を述べましょう。


「ありがとうございました！」

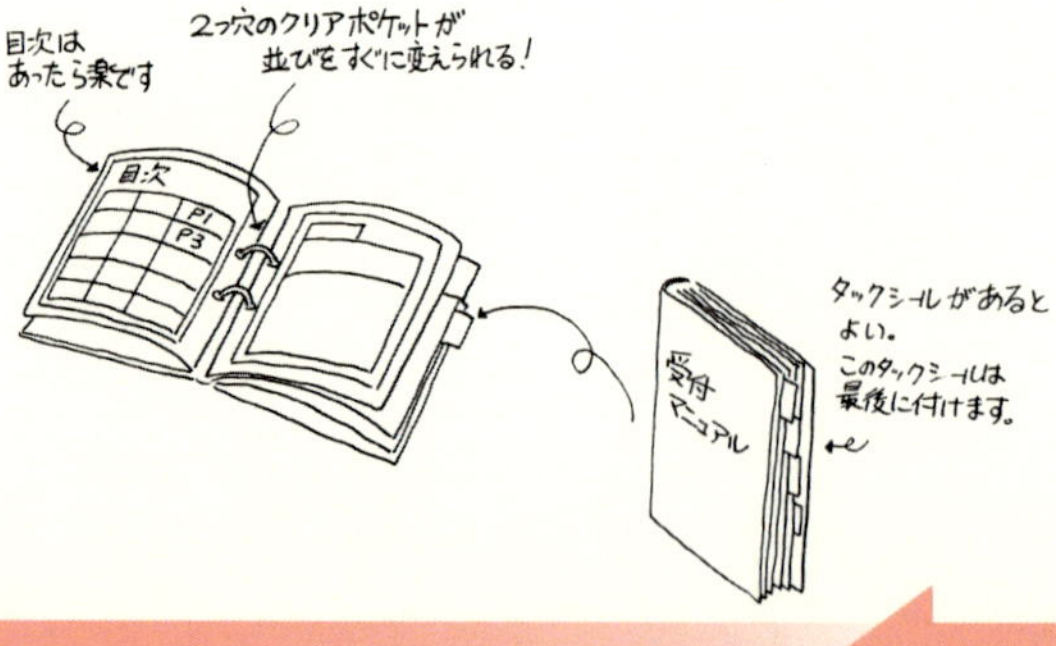
目次は あったら楽です
2つ穴のクリアポケットが 並びをすぐに変えられる！
目次
P1
P3
タックシールがあるとよい。
このタックシールは最後に付けます。
受付 マニュアル

7 第七段階は、マニュアルの活用です

マニュアルができ上がると、これを使って、チーム作りを行います。仕事を誰もが「視える状態」にしましたので、

・新人が入ってきたときの教育テキスト
・新しいことを導入するときの徹底資料
・改善するためのたたき台
・新しいことを提案するときの基礎資料
・日々の興味や勉強してきたことの記録

などの実践で、マニュアルは活用されていくでしょう。

さらに、マニュアルの作成に合わせて、得意分野の実力アップをはかりましたので、それぞれの強みを生かした体制が作られているはずです。

さあ、仕事がおもしろくなってきました。

8 第八段階は、定期的見直しです

マニュアルは、作っただけではもったいないです。

社会や時代の流れに合わせて、歯科医院の仕事も少しずつ変化する

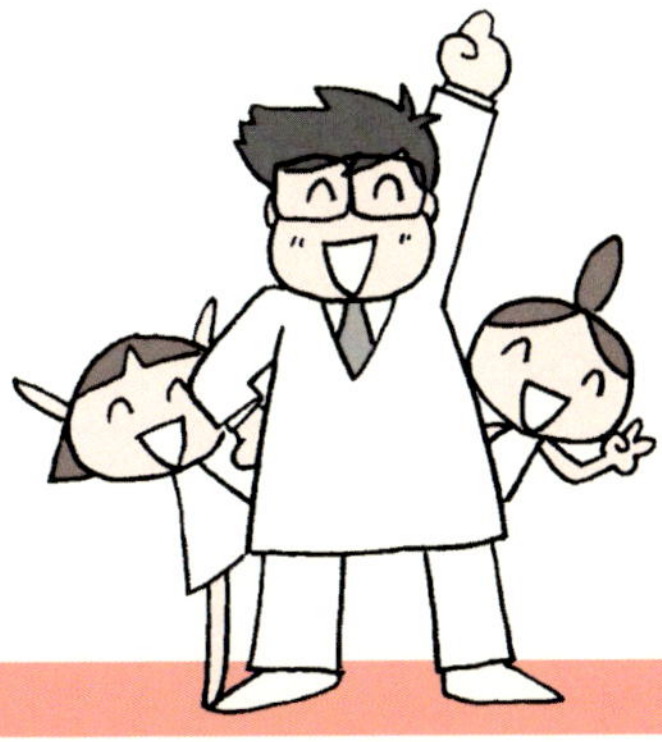

はずですから、継続して改善を続けます。歯科医院は、変化し続けない限り、必ず衰退が起こります。

クレームや、ヒヤリハットが起これぱマニュアルを見直し改正し、改善の提案が出れば、手直しを入れていきます。

したがって、マニュアルは、最初から完成型としてボールペンで書く必要はありません。鉛筆書きで、書き直しの繰り返しで十分です。訂正も、何度も書き直すのは大変ですから、付箋に書いて貼っておいても大丈夫です。その代わりに、定期的に全体を見直す改定時期を決めておきましょう。改善が進み状態が落ち着いてきたら、パソコン管理とすればヨシです。

新人が入って来る前にはマニュアルをすべて見直し、全員の意識統一をはかっておくことも必要です。

※ここで注意！

歯科業界は、まだまだパソコンの操作に慣れていない人が多いようです。したがって、最初は手書きを勧めています。しかし、若い方が多い診療室なら最初からパソコンで入力してもＯＫです。

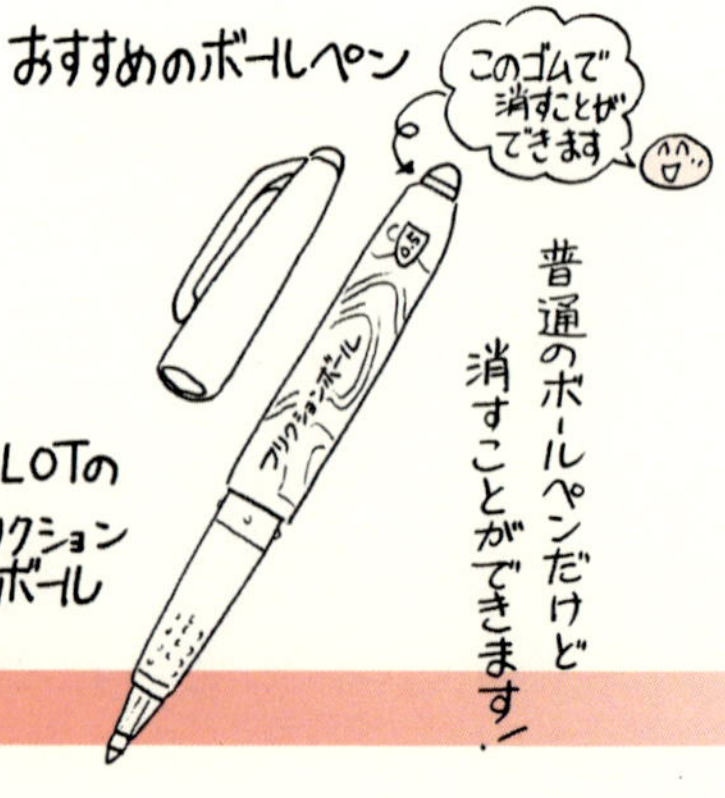

おすすめのボールペン
このゴムで消すことができます
普通のボールペンだけど消すことができます！
PILOTのフリクションボール

9 第九段階は、さらなる活用（独自性）です

ここまでくれば全員が同じ目的で動いていますので、小さな変化にも敏感に対応できるようになってきています。

団結してきましたから、自分達が歯科医院として患者さんに、今よりもっと何ができるのかを考えることが可能です。他の歯科医院とはちょっと違う、これだけはと言える「歯科医院の独自性」、これをみなさんで見つけていきましょう。独自性が強くなることで、保険以外の診療も加わってくることでしょう。

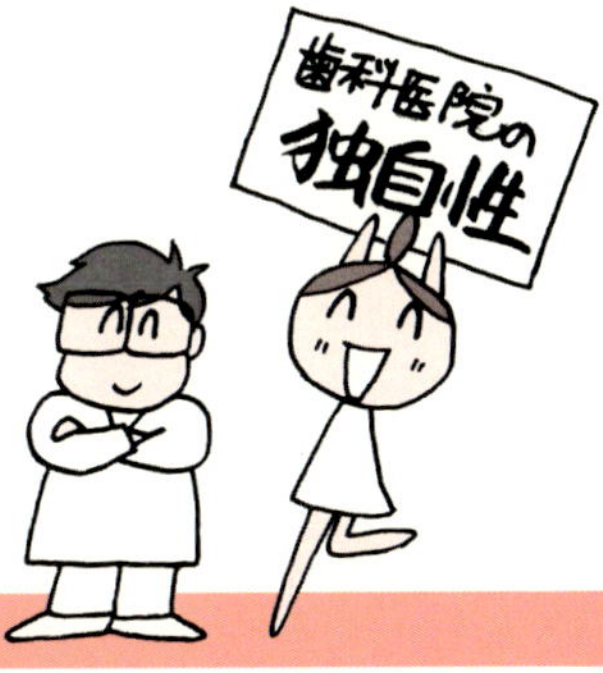

※ここで注意！

組織は、社会の規律をみだしてはいけません。歯科医療は、社会に対して適切な歯科医療サービスを提供する責任があります。

コンプライアンス（法令厳守）です。

専門職としての法律（歯科医師法、歯科衛生士法、歯科技工士法）のほかにも、医療法等の守るべき法律があります。

特に、医療法については、医療安全管理が義務化され、医療安全管理指針や、院内感染予防対策指針の作成、医薬品業務手

順書、医療機器保守点検計画を立てて実施することとなっています。また、定期的に会議を開いて記録にとどめることも必要です。

再度、歯科医院が、法律に則って運営されているかを、医療法に照らし合わせて確認し、自信を持って行動できるようにしておきましょう。

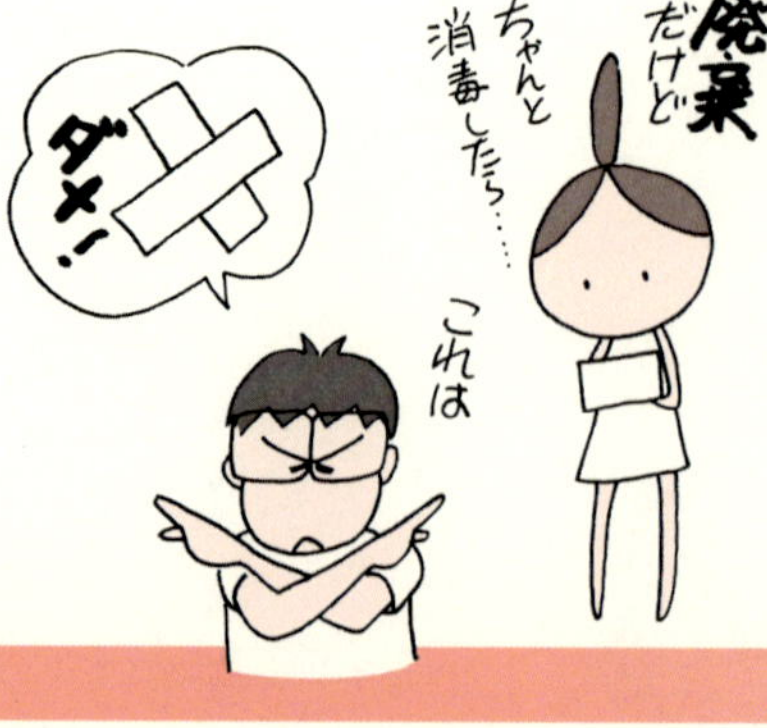
本当は
廃棄
だけど
ちゃんと
消毒したら……
これは
ダメ！

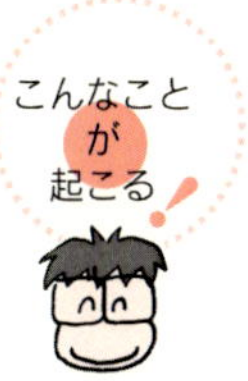

「スタッフが辞めて、一人になってしまった…」
——マニュアル作りが第一歩——

阿品ファミリー歯科　中村彩希

① どうして？

私が歯科医院に勤め始めた頃は、院長・副院長とスタッフ三名が働いていました。院内の雰囲気は、何か物静かで活気がないような印象でした。しばらくして、スタッフ三名が先生のある一言で帰ってしまいました。そのときの私は、一体何が起きたのかわかりませんでした。その日の診療は、院長・副院長と私の三人。まだ勤め始めて一カ月しかたっていない私は、治療の流れや器具の置き場もわからないまま診療に参加した思い出があります。

その後、スタッフ三名は全員辞めてしまい、私一人になってしまいました。治療におけるすべてのことを把握しないといけないし、一日がとても長くて、どうしてこんなことになったのだろうと思いつつ、とてもつらく私も辞めたい気持ちの毎日でした。院長・副院長もつらい中で、そんな私を手助けしてくださっていました。

② 勤めてもすぐに辞めてしまうスタッフ

新しいスタッフが入ってくるものの、教えるのは勤務して間もない私です。

新しい方々は長続きはせず、入っては辞めの繰り返しで、「何が原因なんだろう？　私の指導に問題があるのか」と、自問自答するような時期でした。

勤め始めて一年間、新医院ができて引越しすることになりました。この頃にはスタッフも何名かがとどまり、引越しの準備をして新しい医院での診療を楽しみにしていました。しかし、現実はそううまくはいきません。器具・物品の置き場もめちゃくちゃで整理整頓ができないままに、バタバタした状態が続きました。

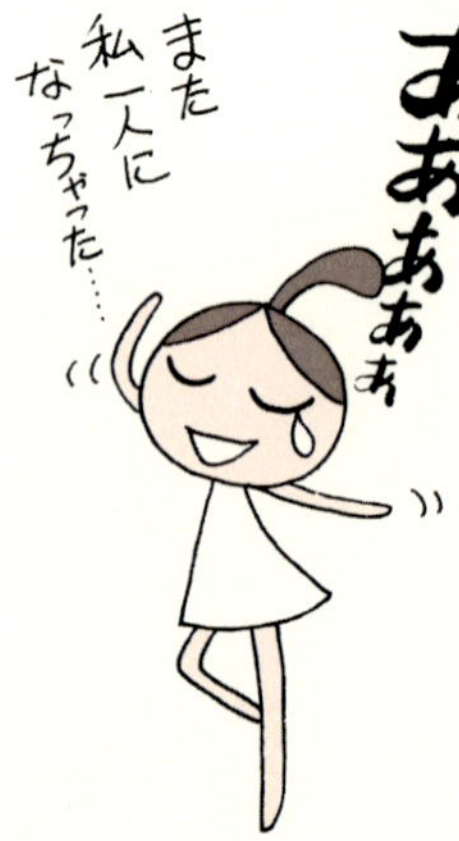

③少しずつ変わってきた

院長が引越しを機に、ご自身の考えを集約され理念を公開されましたが、私達は、今やることに精一杯で、それが何なのかと考える余裕もありませんでした。しかし、確かにこのままではいけないという思いが、みんなの中にありました。

混乱が続く中、院長は「自律して動け」という言葉を発していましたから、私達はみんなで支え合うしかありません。話し合った結果、目標を作り、時間の効率化をはかることで、マニュアルを作っていこうということになりました。今、自分達が、何をやっているのか。また新人が入ってきたときにどうやって伝えていくのか。少しでもわかりやすくするために絵を書いたり、物品の場所など細かく書いていきました。それが何枚もとなると嫌になってきたりして、書くのがつらくなることもありましたが、みんなと協力しながら作成したマニュアルができ上がったときは、今までのつらさがなくなるほど嬉しかったです。

今は、理念を少しずつでも理解しながら診療に専念しています。まだ変革は続いていますが、辞めていく人はいなくなりました。みんなと力を合わせながら、これからもがんばっていきたいです。

いっぺんには無理!!

少しずつ変わるためには、準備がいる！

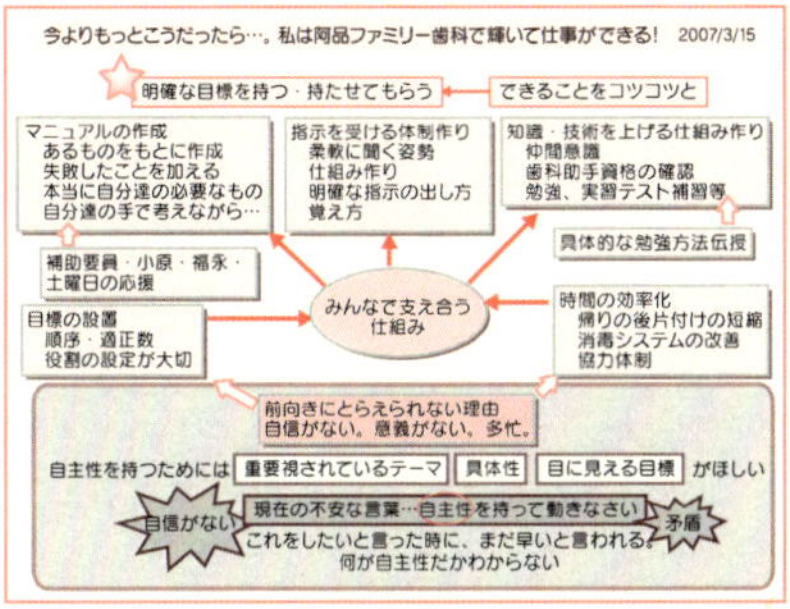

ブレーン・ストーミングでマニュアル作成から行おうと決めた

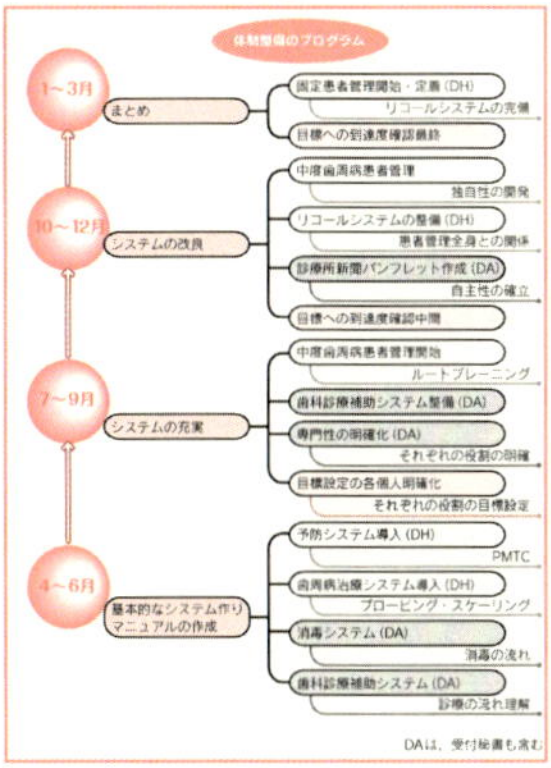

大きな1年の流れを決める

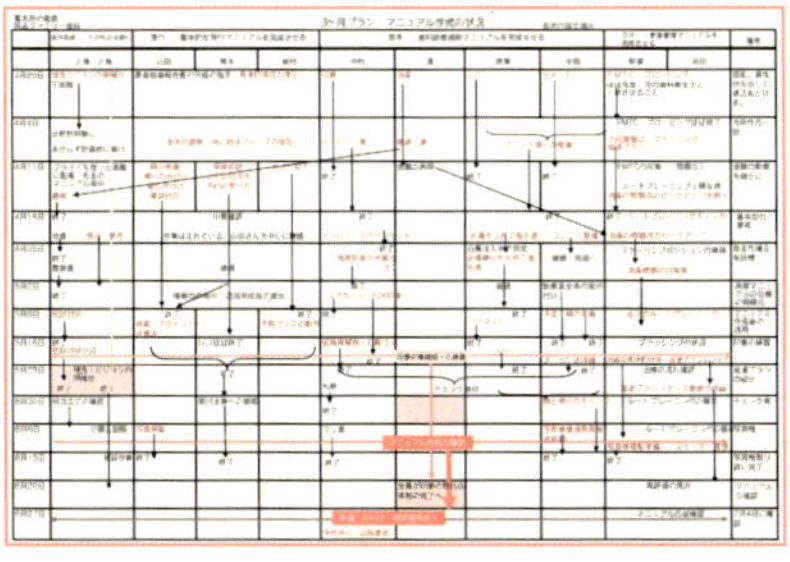

マニュアル完成までの進行表を作り、チェックしていく

資料提供：阿品ファミリー歯科

仕事を語り合う体制作り

マニュアルを作っていると、見えることが出てきます。

「そんな根拠があったのですか」

「同じようにやっているつもりでも、ちょっと違ってたんだね」

「だから新人が混乱していたのか…」、普段の会話の中で、いつも行っている仕事の話が違う角度から話せるようになります。

これが「仕事の視える化」です。

進めていくうちに、

「ここは、誰に相談したらいいですか」

「○○さんに協力を得たいのですが、どうでしょうか」

「ここだけ二人で話し合いながら書きますか」

などと、違った形で日常会話が出てくるはずです。

要は、同じ目標に向けて、情報を共有していくことです。

そのためには、昼休みの使い方に工夫が必要です。昼休みは、確かに休憩をとるための時間ですが、働く体制を整える時間でもあります。「昼休みは、昼寝の時間ですからマニュアルなんか作れません」と言われることがありますが、そのことで後輩のスタッフは、業務に混乱を招いています。

ここは、一丸となって状態が落ち着くまでがんばってマニュアルを作ってみませんか。

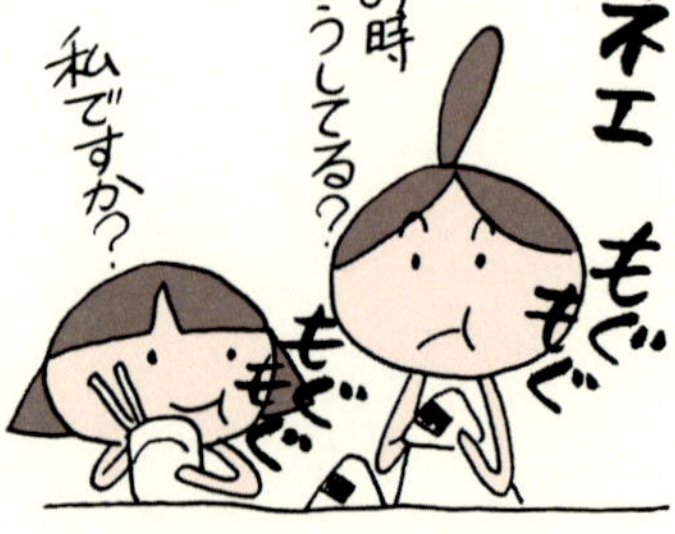
ネエ
あの時どうしてる?
私ですか?
もぐもぐ
もぐもぐ

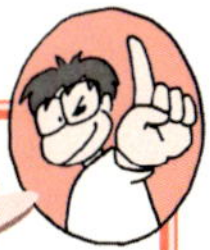

Check

普段から昼休みやミーティングで話し合いやすい環境がある

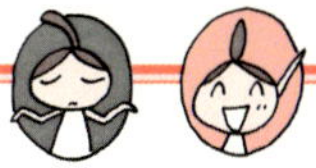

□ はい ↓ 次へ進む。

□ いいえ ↓ マニュアル作成にあたり、まず言ってみる。「どう書いたらいいですか?」

ある歯科医院のマニュアル作成のための昼寝脱出作戦

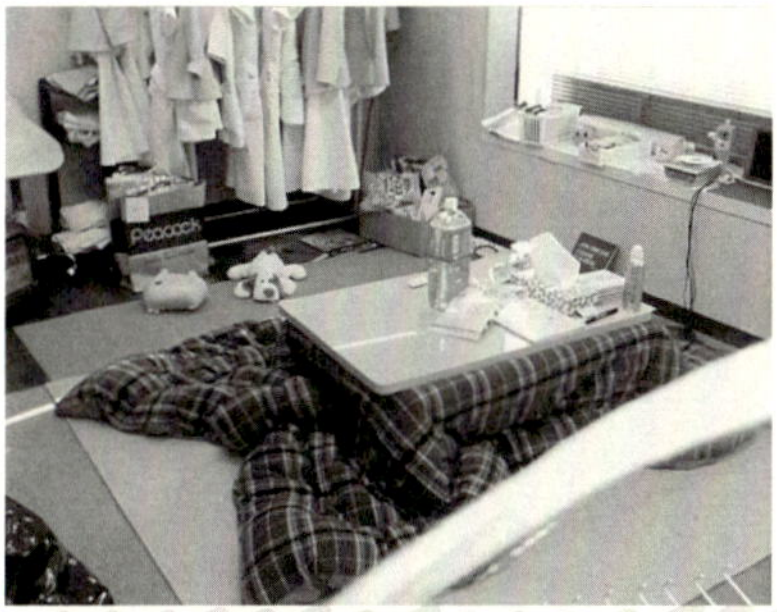

昼寝をするスタッフルームは、わが家と同じ。敬語や丁寧語を使わない体制になると仕事はやりづらくなる。

改↓善

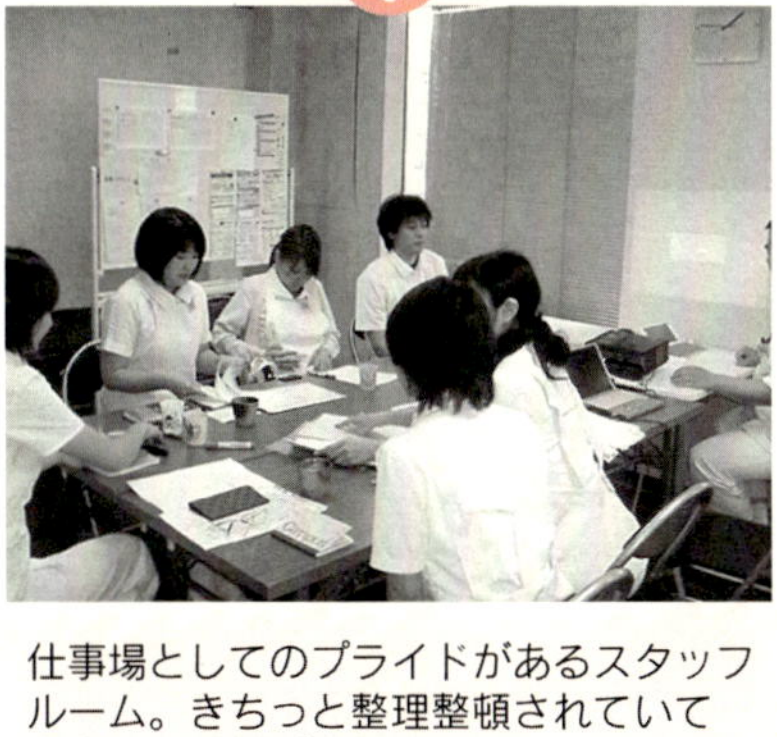

仕事場としてのプライドがあるスタッフルーム。きちっと整理整頓されていて充実した時間が流れる。

写真提供：伊藤歯科クリニック

さて、スタッフが一丸となって取り組むときに大切なのが、ミーティングです。ミーティングの考え方一つで、作業効率に差が出ます。ある歯科医院の状況を報告しておきましょう。

こんなことが起こる！

「計画通りに進めればヨシ！」

カマタ歯科クリニック　チーフ歯科衛生士　高瀬沙都美

① 互いに戦っている診療室だった

新卒で就職したころの私は、何度仕事を辞めたいと思ったかわからないくらいでした。私が入社した当時から、院長はミーティングや情報交換の場を重要と考えて、たくさんの機会を与えてくださっていましたが、その内容は「誰は何ができていない」「そんなことを言われてもできない」といったような、ネガティブかつ自責的な発言がほとんどでした。

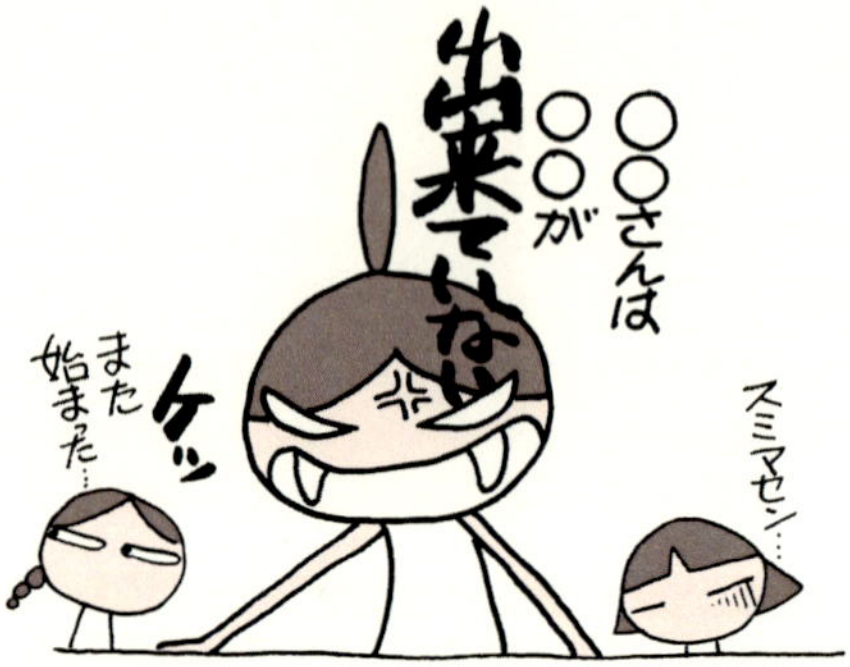

また、何か新しいことが決まっても「どうせ続かない」「守っても意味がない」という気持ちで取り組むので、変革も長続きせず、結局状態は改善しないまま…ということがたびたびでした。DrもＤＨもお互いが相手の気持ちや立場を理解しようとせず、相手にばかり、いろいろな要求をしていたので、院内の空気やモチベーションはとてもよい…とは言えるようなものではありませんでした。歯科衛生士の仕事が好きな私でも「お給料のためにイヤイヤ働いてる」そんな感覚で毎日

を過ごしていました。朝礼も同じで、毎日「昨日何ができてなかった」というような批判ばかりが続きました。

②小さなことでも変われる

そんなときに小原さんがカマタ歯科に来て「ミーティングのあり方を変えましょう」と宣言されました。ブレーン・ストーミングを使っての議論。そして発言を「～ことがありました。～したらどうでしょうか」という具体的な提案型にしていこうということでした。

まずは、この方式で朝礼を変えていこうということになりました。

初めは今までのミーティングからして、いきなり変わるなんて無理だと思いました。長年、お互いに人の揚げ足取りのような話し方をしていた私達が提案し合えるなんてできるのか…そう思っていました。実行していても提案したことをまた指摘する…というような場面も何度かありましたが、毎日意識して行うことで、スタッフ全員の発言が変わってきました。「文句を言う前にまず取り組んでみよう」「もっと工夫できる…もっとよくなるはず」という前向きな気持ちが徐々に広がってきたのです。

以前なら行われていた「誰は何ができていない」というような個人攻撃のようなこともなくなり、みんなで足りないところは協力し合って仕事をどうしたら円滑に進められるかを考えていけるようになってきました。

自分達の発言の仕方を変えるだけで、こんなにも職場が明るく、働きやすくなるなんて、思ってもみませんでした。

③マニュアル作りを通して

スタッフ全員で変革を行うための計画を立てることになりました。一人の人に負担がかかりすぎないように注意しながら、できるだけ得意な分野の人に仕事を振り分けていきました。最初の仕事はマニュアル作りでした。

作り出したら、自分達が今どんな仕事を担当しているのか、自分の仕事の期限はいつまでなのかをしっかり把握していないといけません。

わかりやすく視覚的に表せるように計画表を提示しました。この計画表は、受付、滅菌室、スタッフルームなどいろいろな所に貼り、いつでも見えるようにしています。

週に一回、計画表の通りに進んでいるかチェックし、まだ時間がかかるようであれば担当者が報告をし、期限を調整したり補助者を付けたりします。作業はスタッフ全員が通常業務の合間に時間を作って進めています。この表で、各自が状態を把握することができますので、ほかのスタッフが一人では難しい状況におちいった場合には、すぐに協力者を割り振ることができています。

計画を立てて実行していくことで、自分が仕事を確実に責任を持ってやり遂げることの大切さをしみじみと感じることができるようになりました。

変革が進んでいく中で、私はチーフという役割を頂きました。

院長から話を聞いたときは、常勤スタッフの中で一番長く勤務しているのは私だし、仕方ないのだろうと思いました。「本当に自分でいいのかな？うまくやっていけるかな？」という不安な気持ちでいっぱいでした。

他のスタッフに注意することもあまり好きじゃないので、「私から何か言わないといけないなんて気まずいなぁ」と憂うつに感じていました。

私が躊躇していると院長先生はたびたび「君にがんばってもらいたいんだよ」と励ましの言葉をかけてくださいました。スタッフのみなさんもとても協力的で、私の背中を押してくれました。

今では、チーフとしての役割を頂けたことが嬉しく思います。

まだまだ頼りない私ですが、今、自分がカマタ歯科のために、スタッフのために、患者さんのために何ができるのかを考えて、期待に応えられるようなチーフとして日々精進していきたいと思っています。


ブレーン・ストーミングで話し合う。

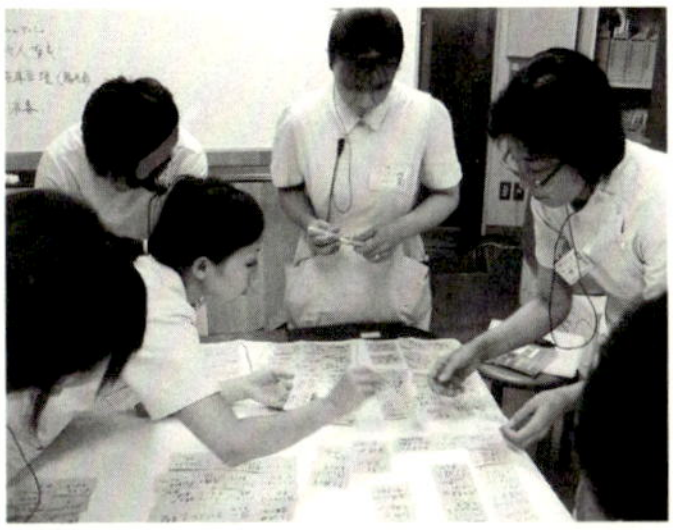

話し合った内容は掲示する。

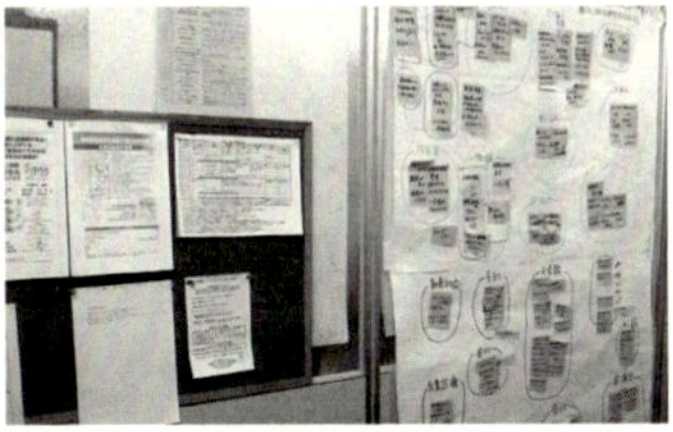

すべての部屋に花を生けている。
これがすごく癒される。

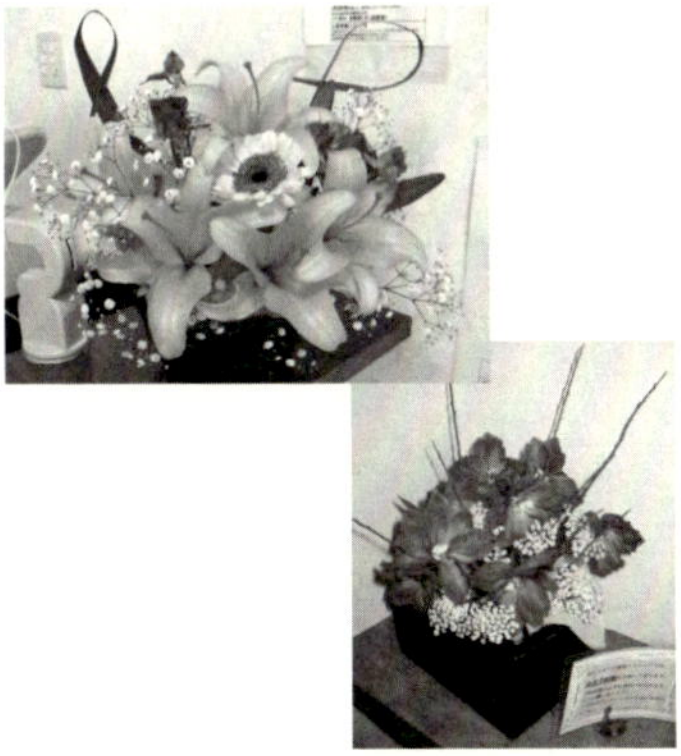

写真提供
カマタ歯科クリニック

視《み》 view

声をかける配慮

すべてのスタッフが同時にマニュアル作成を進めていますので、いつでも理念を語りながら、みんなで協力しています。

しかし、作成中に計画通りにいかないときが必ずあります。

「体調が悪くて…」

「今週は、院外での研修会に参加して報告書を仕上げないといけないので…」

「書き方を悩んでいて…」

当然の悩みやアクシデントです。そんなときには、早い段階でプロジェクトリーダーに相談しておきましょう。

相談を受けた側も、

「決まっているので、やってください」

と、突き放すことはしないで、

「どうしたら、いいですか」

「どうしたら、やりやすいですか」

「どういう協力の仕方を望みますか」と、

「どう」という言葉を使って聞いてみてください。

ミニコーチングです。

このとき、特に必要なのが新人に対する

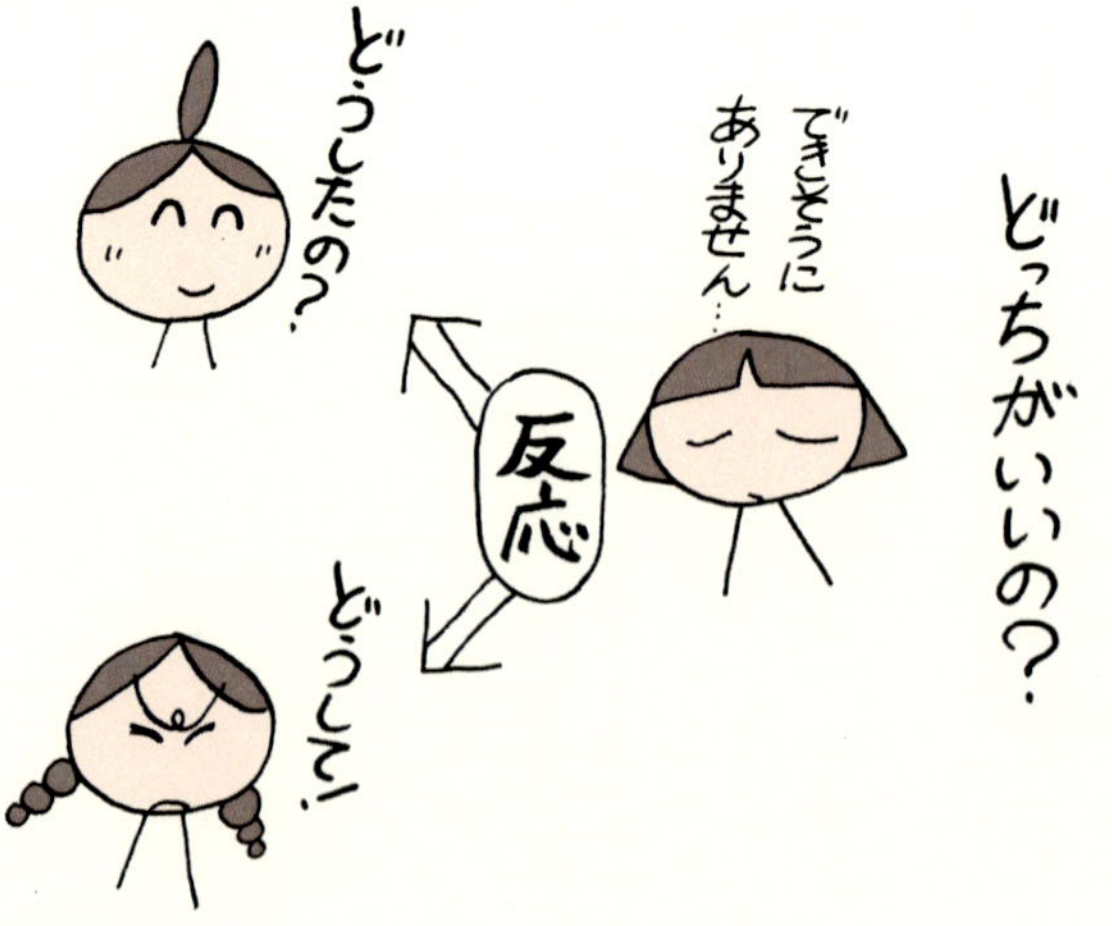
どっちがいいの？
できそうにありません…
どうしたの？
反応
どうして！

気配りです。

新人は何もできないなんて思わないことです。新人は口に出さない代わりに、冷静に診療室の中を観察しています。先輩が説明するのを聞いて、担当するところを書けばいいのです。新人はわからないからこそ、**わからない人にもわかるようにマニュアルを工夫して書いてくれます**。だから、あらかじめ新人に次のように言っておきます。

「**私達はずっとここにいるので、見えないことがたくさんあります。他の歯科医院ではもっとやりやすかったのに。こうすればいいのにと思うことがあれば、私達にも教えてほしいの**」と。ちなみに新人が「ここがおかしい」と感じる期間は3カ月ほどです。だから、この時期の情報は宝です。

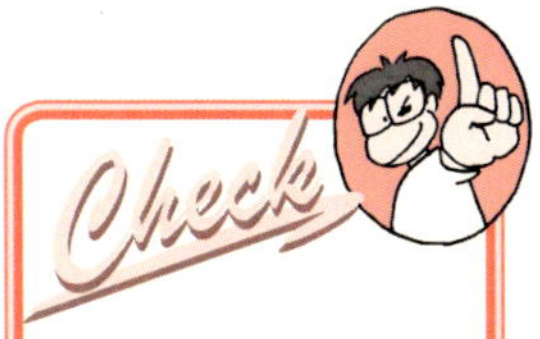

計画は予定通りに進めるべきだと思う

□ **はい** → 冷たいナ～　人にはできないこともある。優しい一言がほしい。

□ **いいえ** → 遅れている人に一言声をかけてあげよう。「どう？ 何か手伝えることある？」

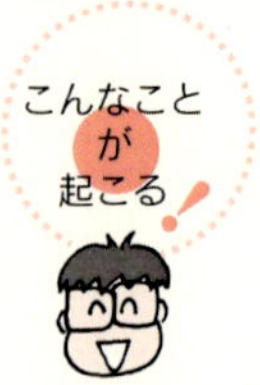

「新人の確かな目」

①入って来たばかりの歯科衛生士

ある歯科医院に新人が入りました。

他の歯科医院での経験があります。

過去に、ここで働いていた時期もあったのですが、歯科医院はその頃の二倍の規模に拡大していますので、「初めての人と変わりません」と挨拶されました。

最初の一カ月間は、担当者からの指導をマニュアル通りに受けました。

彼女は、とても真面目に取り組みますので、その成長は確実で、みなさんからの信頼を得ています。

②何か見えてるでしょう?

三カ月たったとき、ミーティングで質問をしました。

「入って来られたときに、ここがこうだったらもっとやりやすいと思ったことがありましたか?」

「ハイ。でも、ここにはここのやり方がありますから」

「みなさん、ちょっと聞いてみたいですヨネ」

「そうですヨネ」「教えて、教えて」「どこをどうしたいって思ったの？」

「小さなことですが、ゴミ箱の位置が、消毒室の入口にあったほうがいいなとか、咬合紙を取りに行くのに歩いて行かないといけないんだったら補助者の近くにあってもいいかと」

「イイネ〜」「ホンマヤワ〜」

ベテラン歯科衛生士の方々から驚きの声が上がりました。

一カ月後に伺ったときには、彼女の指摘したところがすべて改善されていました。

③ 情報は新鮮な内に

それから三カ月たちました。彼女はすっかりメンバーの一員です。

また、ミーティングで聞いてみました。

「まだ入って来たときの、ここがこうだったらな〜というところが見えていますか？」

「実は入ったときには、いろいろ思っていたんです。ここはみなさんが少しずつ改善をされているので、すでに変わっていることもあるので…。残念ながらもう感じることがなくなりました」

「そうか。六カ月で見えなくなるんやネ」

「なるほど…（みなさんタメ息）」

「いいじゃないですか。進歩したということで」

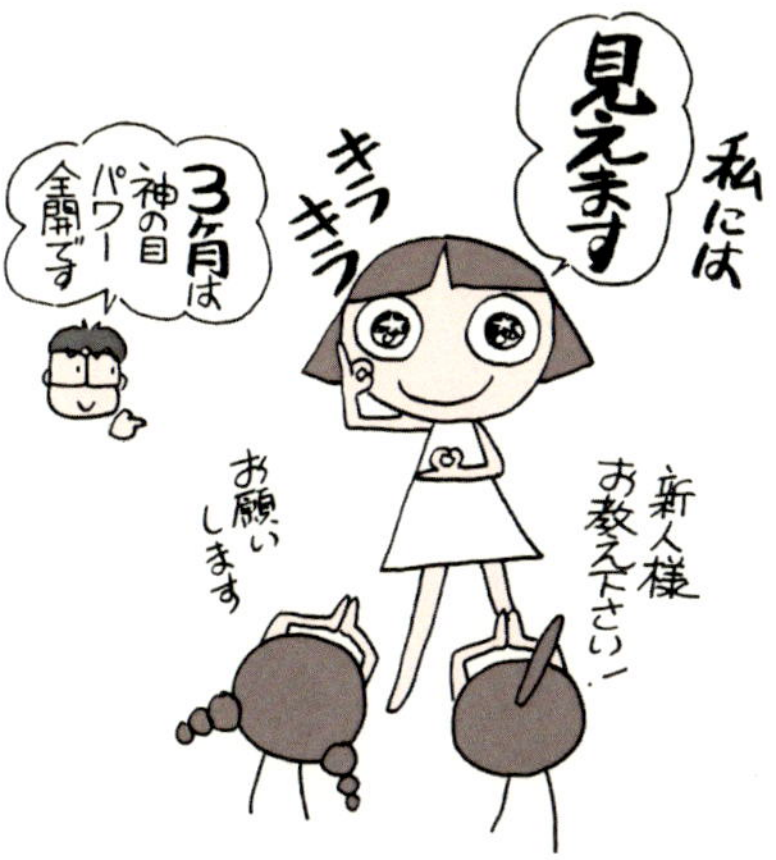
私には
見えます
キラキラ
3ヶ月は神の目パワー全開です
新人様お教え下さい！
お願いします

「そうよネ」

さて、二カ月前にもう一人、新人受付（勤務経験あり）が入ってきています。今度は彼女に同じことを聞きました。

「改善したほうがいいなと思うところが見えますか？」

「あの〜、私が言うのは何なんですが…」

「ハイ！」

「トイレに患者さんが入られた後に、見に行かないでいいんでしょうか。前の職場では、一人入られたら必ず入り、汚れていないか鏡や洗面台に水滴が飛んでいないかを入られた人に気付かれないようにチェックしていました」

「そうか。他の業界では、そこまでしてたんやネ」

「知らんかったネ」

「気づかんかったワ」

「うちではどう？毎回とまではいかなくても、一時間ごとくらいならやってみる？」

「ハイ、やってみます」

「それじゃ、担当でお願いします。難しい状態だったら、次回のミーティングで報告して改善していきましょう。みなさん、よろしいですネ」

「ハーイ!!」

見えてましたネ、やっぱり。

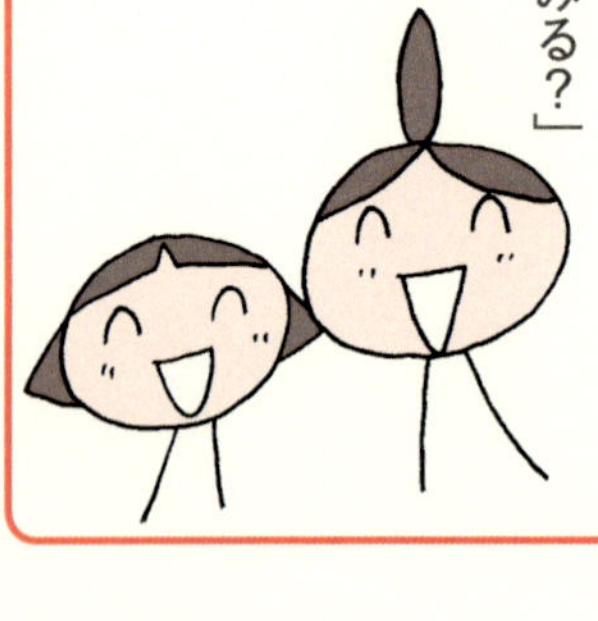

新人のこの時期にしか見えない、「宝の情報」。

改善は、何度も何度も行って安定させていきます。

そのとき、マニュアルも一緒に改善を繰り返す。その内容は、今よりもっともっと充実して、生きた情報になるはずです。

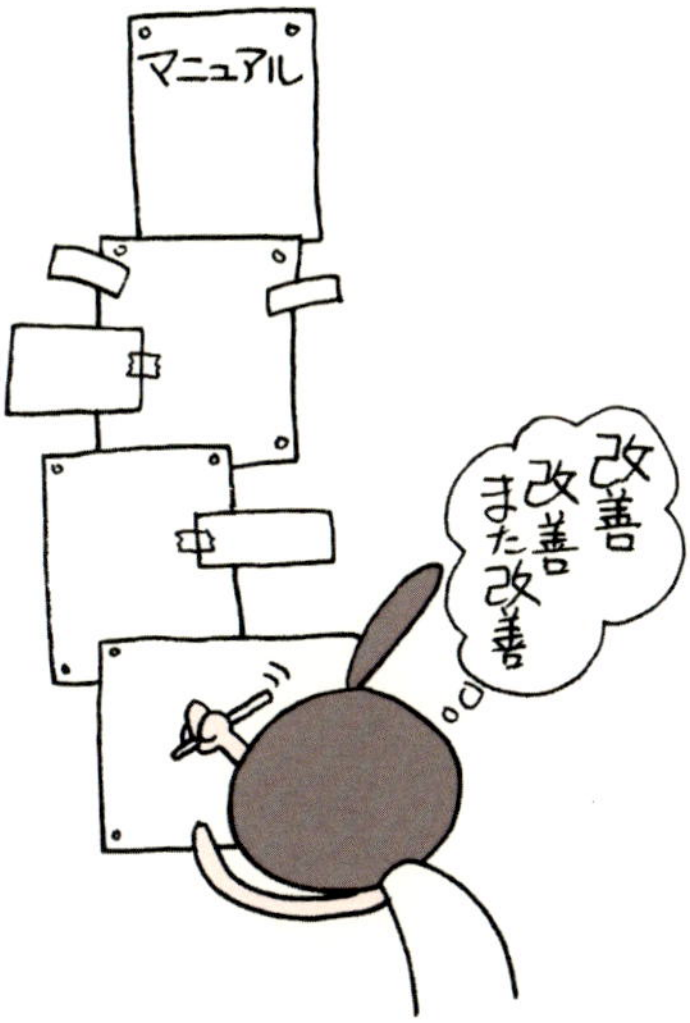

訂正されても、不快な気持ちにならない環境を作る

マニュアルは、担当者が責任を持って書いていますので、その途中で他のスタッフが同じ行動や考えではないと気付くことがあります。したがって、一枚書いたら、全体で回覧し、見てもらうことが必要です。何かに気づき、自分が同じ考えでない、全く違うことをしているときには、付箋をつけてコメントを入れるようにします。

そして、この点を朝礼やミーティングで、時には昼休みのちょっとした時間を使って話し合うのです。すぐに解決できることであれば、どんどん書き直しを入れていきます。

しかし、注意です！

「これも書いていない、ここもダメ、あそこもダメ」と、ベテランが駄目出しをし続けることは危険です。こうなると、いつまでたってもできません。担当者のモチベーションは一気に下がってしまいます。

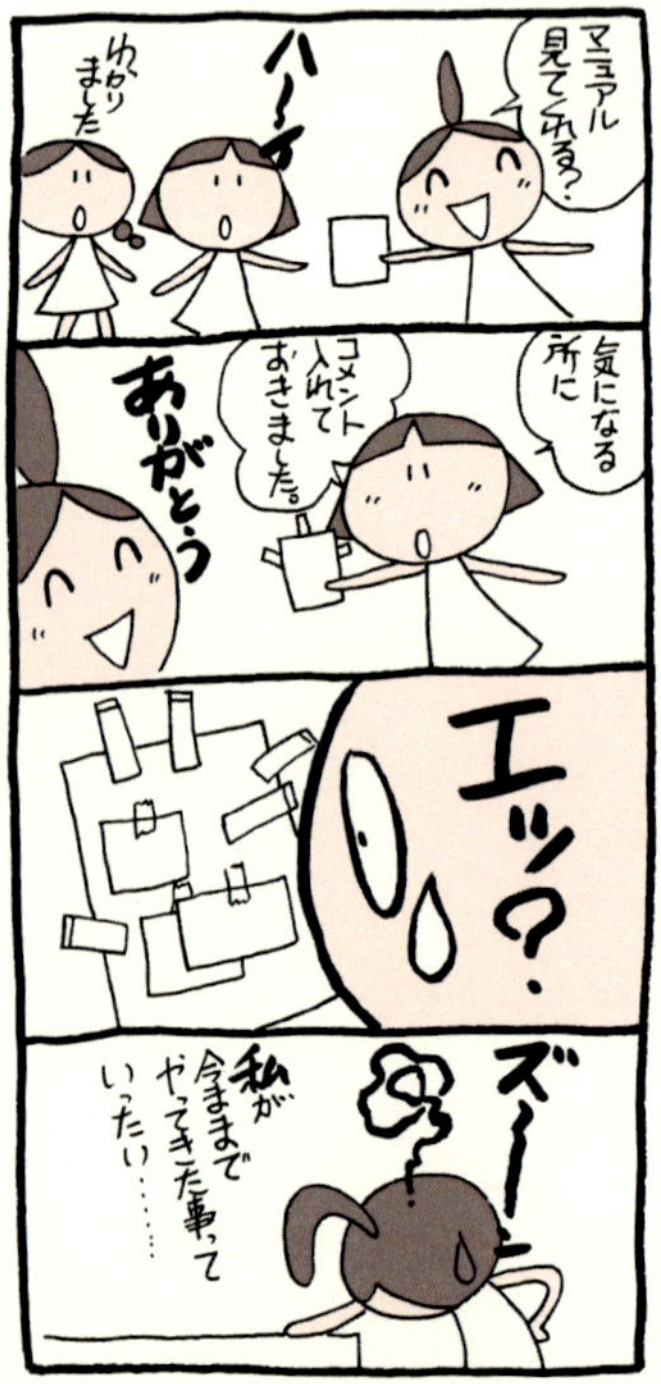
マニュアル見てくれる？
ハ〜イ
わかりました
気になる所に
コメント入れておきました。
ありがとう
エッ?!
ズ〜ン
私が今までやってきた事っていったい……

そんな場合には、「このマニュアルの項目だったら、〇〇と△△のことは、入れといてください」と言葉に気を付けた事前のアドバイスがいるでしょう。

また、不確かで誤り

やすい点が予測できれば、「ここは、みんなに確認したうえで書き込みをお願いします」とお願いすることもできるはずです。

そうしなければ、「書いても文句ばかり言われて…。私が書くことがそんなにダメなら、自分で書かれてはどうですか」ということになってしまいます。みんなが気持ちよく仕事をするための作業です。**正しいことを言うときほど、言い方に気を付けなければなりません。正しいことを言うときには、強い口調になったり、相手を批判したり、攻撃したりと、おうおうに、いつもと違う行動を起こしてしまうものなのです。**

ベテランは、新人が作れる場所と時間を考えて、時には、見せて、言って聞かせて、やって見せ、指導しながら書いてもらうようにしてみましょう。もちろん、わかりやすく書かれてあれば、称賛の声をかけてあげてください。マニュアルがみんなの力ででき上がったときの充実感は、たとえようもありません。

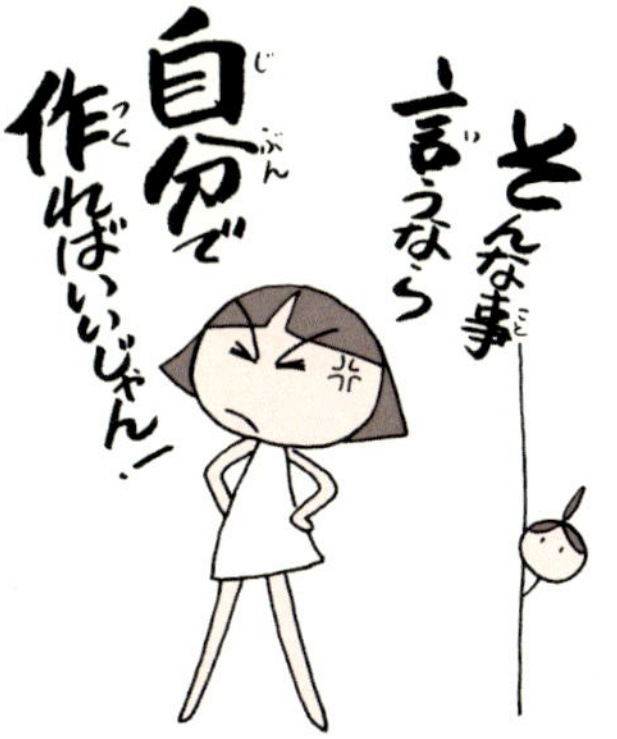

Check

正しいことを言うときに特に柔らかい表現をするように気を付けている

□ はい → やったネ！ 次へ進む。

□ いいえ → 誰か傷ついているかもしれない。要注意！

第5章

チョッとした
マニュアル作りのコツ

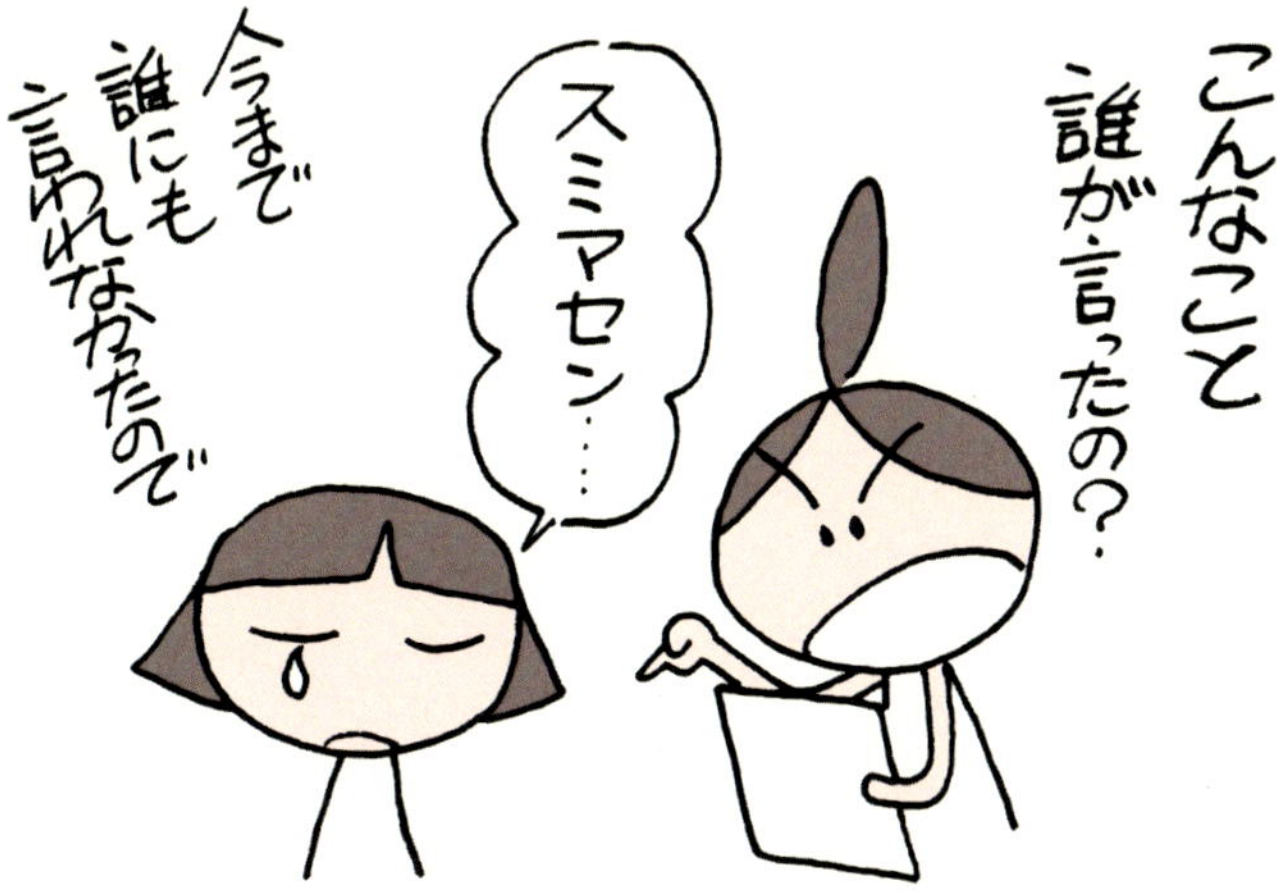

こんなこと誰が言ったの？
スミマセン‥‥
今まで誰にも言われなかったので

グズグズ言うなら、まず作ろう

「マニュアルを作ろう」と言うと、こう言われることがあります。

「マニュアル人間ってよくないんじゃないですか。〇〇〇ナルドやミスター〇〇〇〇だって誰にでも同じこと言うって批判されてますよネ」

そうです。そんなときもあるかもしれません。しかし、考えてみてください。

彼らはそこまで完成されたマニュアルを持っているからこそ、高校生であろうとも、一週間もたてばお店の顔として直接接客をしています。マニュアルに沿って訓練され、質を保ち、一定レベル以上のマナーや技術をマスターします。

そこまでやったからこその問題が、マニュアル人間と言われているのです。

私達の業界では、そこまでのマニュアルはそうはありません。批判をする前に、私達もまずは全力でマニュアルを作ってみましょう。

「どこまで作るのですか?」の問いを、次のドラマで考えてみてください。

「小さなことにも基準がある」

こんなことが起こる！

①「黙っていてもわかるだろう」はありえない

ある診療所での話です。その日は、少し年上のスタッフがちょっぴりピリピリしていました。それは、誰が見てもそう感じたのですが、トイレで大きな声が聞こえました。

「ちゃんと掃除してください」

「やっています」

「でも、ここの…が濡れているじゃないですか」

「××××」

「××××」…

涙。

大きな声だったので、飛んでいって、「患者さんがいらっしゃいますよ」と止めました。実はトイレ掃除の方法でもめていました。

それぞれに言い分があります。これが正しいというものはありません。患者さんが気持ちよく使っていただければよいだけの話です。

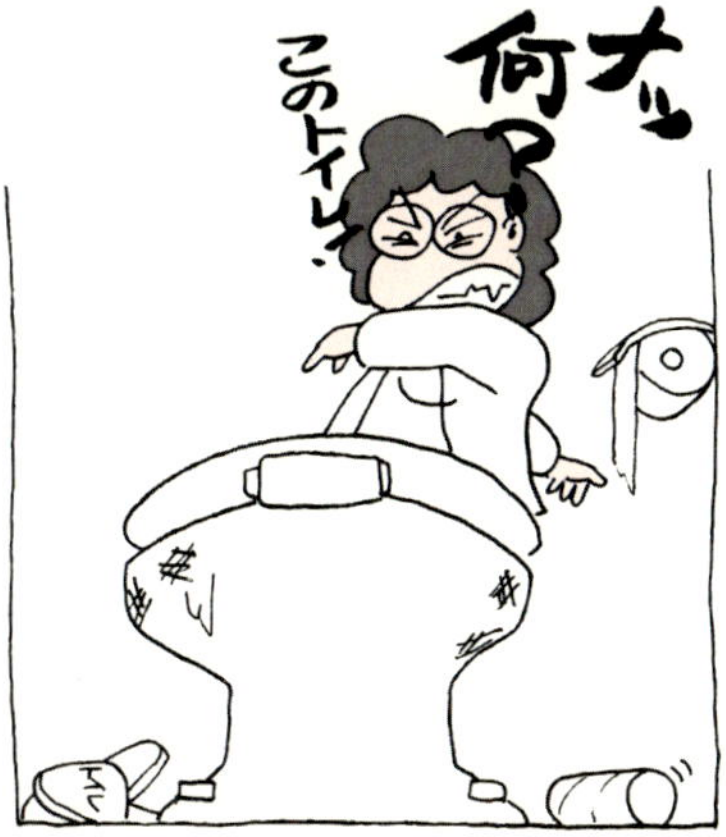

トイレ掃除は、医療そのものではありません。どの職場でもやっていることです。この問題を解決するには、基準と伝達にポイントがありました。まず、トイレ掃除の「基準」です。

一日に二回、誰もが床に水をまき、便器を磨いて雑巾で拭くというのがみんなの清掃基準でした。ベテランの方の基準は、加えて壁の水滴除去、床に敷いてあるすのこの裏の埃の拭き掃除まででした。当然、ベテランの方のほうが美しくなる。「こんなことまで言わなければならないなんて…常識がない」という言葉に、私は「そうですか」と言ったうえで、返答しました。

「言われなければわかりませんね」

若いスタッフが、一日に二回、トイレ掃除をすることは素晴らしいことです。それぞれが家庭の中で、学校教育の中でトイレの掃除を経験してきました。しかし、基準はそれぞれの中にしかありません。それを患者さんが来院されるときの当然のサービスの一環とするならば、基準が必要となります。ある企業でのトイレのクリンリネスの基準は、「顔が映りこむほど、きれいに磨く。手が、素手で便器の中に入れるほどに…」とか、結構、具体的に表現されているようです。

必要ならばそこまで書かなければなりません。

さて、次は「伝達」です。清掃方法の「手順」をスタッフのミーティングで話し合えばいいのです。記録して、文字にして、朝礼で徹底していく。小さなことだから、普段からやっているからこそ、こだわりがあります。きちんと話し合って、一つずつを整備しましょう。こんなことで、人間関係が崩れてしまうのは、残念なことです。

他の歯科医院ではトイレ掃除をチェックしている!!

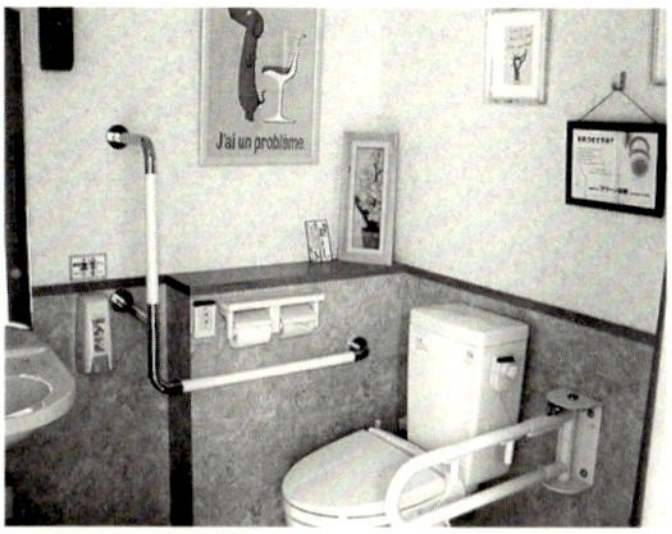

どこの歯科医院より
格段にきれい。
一見の価値あり。

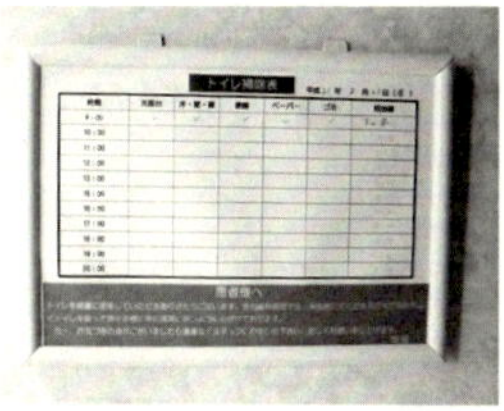

ドアを開けてすぐの
ところに掲示。
チェック項目をあえて
見せている。

写真提供：佐伯歯科医院

さりげなく掛けてあるチェック表

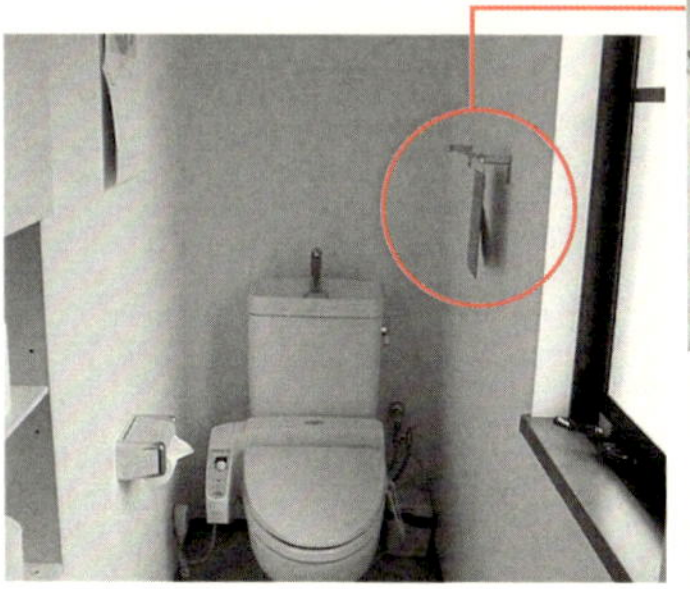

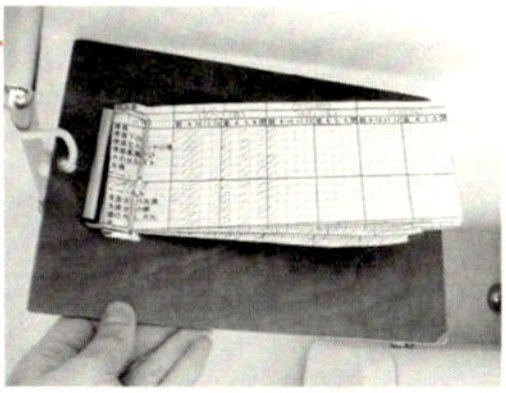

掛けてあれば
ちょっとめくって
見たくなる。
当然のことながら
いつもきれい。

写真提供：中西歯科矯正歯科

絶対必要なものだと覚悟する

マニュアルを作るには最低でも三カ月はかかります。

これは、思い切り楽しんでやらなきゃ損です。

マニュアルができれば仕事はスムーズに進むのです。

だから、

「これって残業して書くのですか」

「家に持って帰って書くのはどうなんですか」

と言わずに、ここは自分達の成長のためだと割り切って、勤務時間内にどんどんと作成していきます。なんといっても、基本的には一週間に一ページです。学生時代なら一回のレポートが三〜四ページのときもあったでしょう。そうは大変な作業ではありません。得意分野を整理すると、自分も仕事が視えてやりやすくなるのですから。

次の物を用意しましょう。

①時間（話し合いの時間、作業時間）

②場所（話し合いの場所〈スタッフルーム、診療室、時には自宅〉）

③文具

④スタッフの協力

Check

マニュアル作りに必要な『ヒト』『モノ』『カネ』『情報』が揃っている

□ **はい** → 次へ進む。

□ **いいえ** → 院長に相談する。

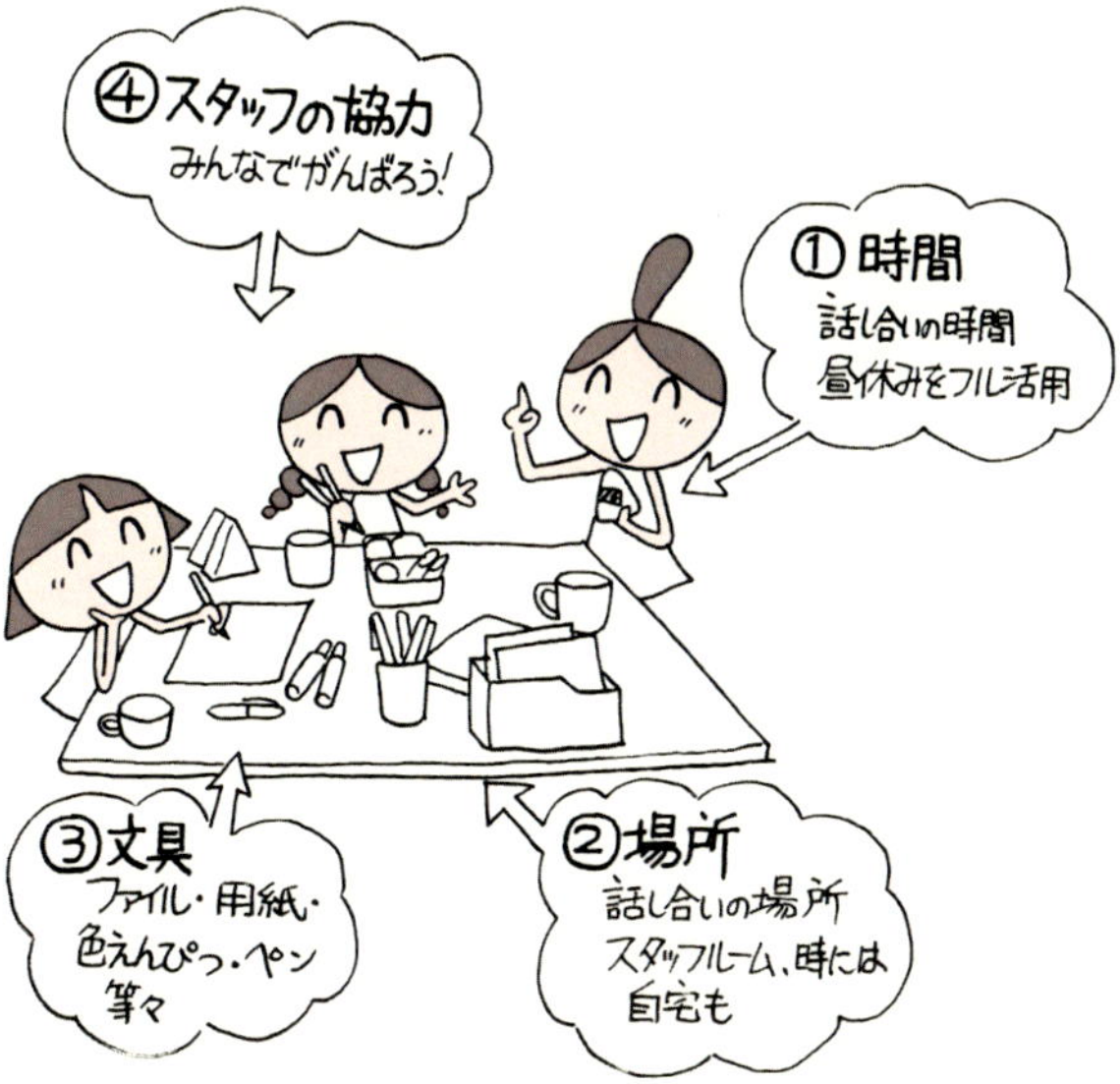
④スタッフの協力
みんなでがんばろう!
①時間
話し合いの時間
昼休みをフル活用
③文具
ファイル・用紙・
色えんぴつ・ペン
等々
②場所
話し合いの場所
スタッフルーム、時には
自宅も

マニュアル作りを通して、スタッフルームを大きく変える!!

働くための空間が大切

院長の大きな決断　場所の確保

過去

スタッフがすぐに辞めてしまう職場だった。スタッフルームに問題アリ!

「先生、ネズミだって、狭い空間に押し込めば、
けんかをします。スタッフルームを、日の当たる
一番よい場所にしてあげてください」とお願いする。

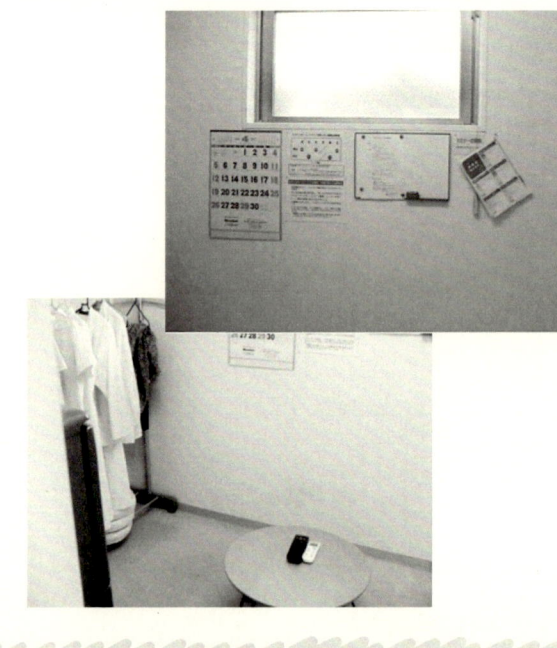

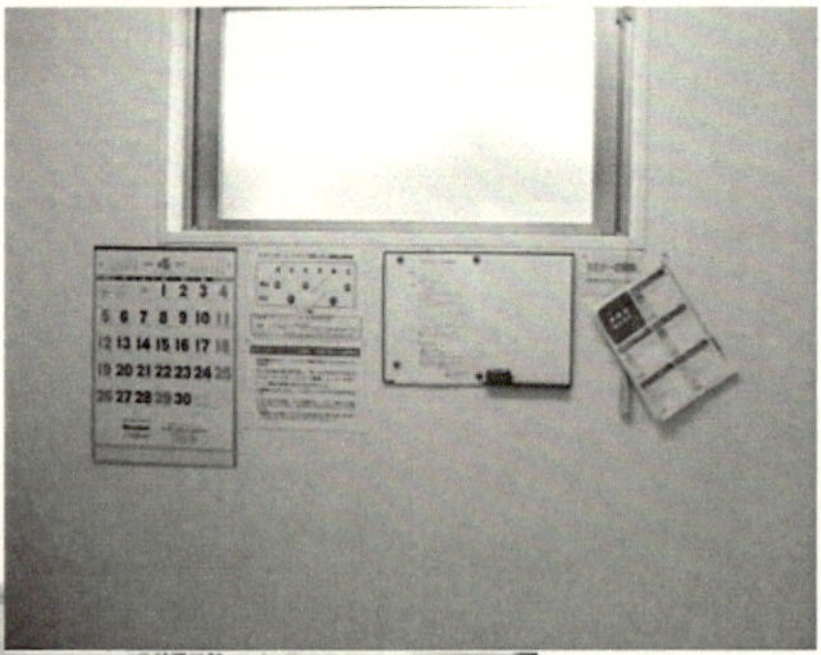

4畳ほどの部屋に丸い座卓が1つ。
ロッカー、流し。洗濯機が置いてあり、明かり取りのような
小さな窓がある北側の小さな部屋が、スタッフルームだった。
昼休み、食事をとった後は、ここでみんなが横になるという。
仲間に入れないスタッフは辞めていく。
安定していない診療所だった。

現在 ← 改善

院長の決断

「わかりました。部屋を変えましょう」
将来、ユニットを増やすために
確保していた部屋をスタッフ
ルームに変更。日がサンサン
と入る部屋に移動。スタッフ
はあいた時間を使って
事務処理を進める。

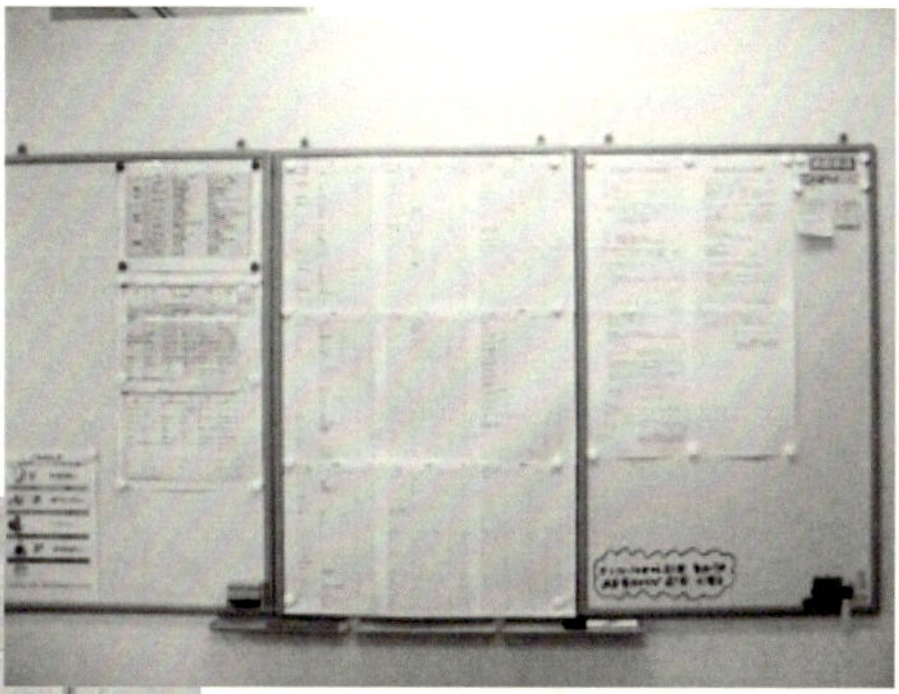

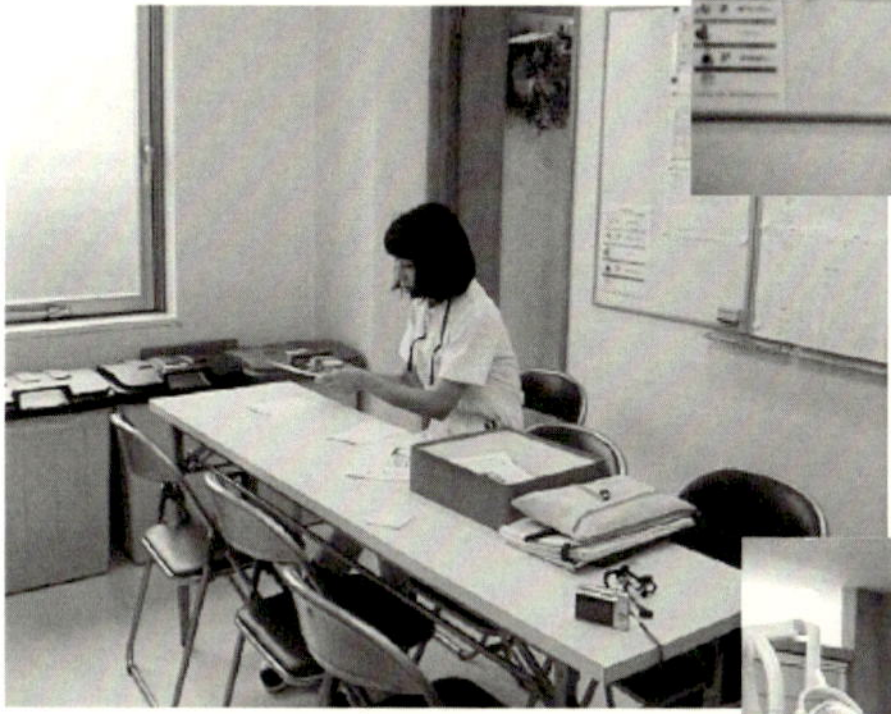

情報の共有はホワイトボード
3枚で、マニュアル計画も
チャクチャクと進む。

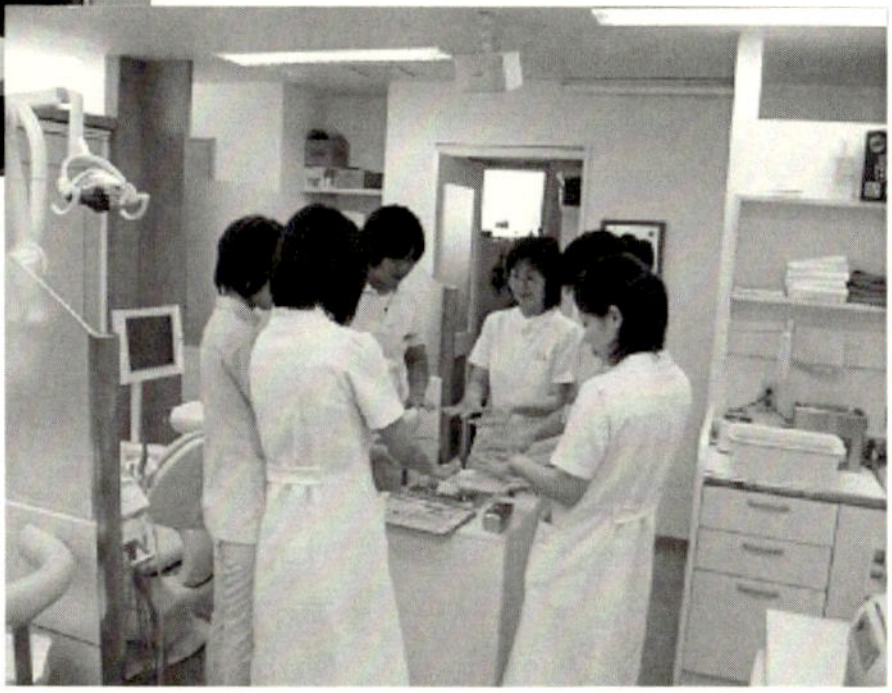

患者さんも大切。
されど、スタッフあっての
歯科医療サービス。
今では、爪の長さまでを
も決めて、朝からチェック。
朝礼で、理念を熱く唱和する。

資料提供：佐伯歯科医院

そこまで書くのかという意識統一

マニュアルを作るにあたってのポイントは、「初めて歯科業界で仕事をする新人にもわかるように書く」です。わかっている人ほど、手を抜いたマニュアルを作ってしまいますので要注意です。

例えば「上顎前歯部の抜歯」という内容だったとします。

専門的な教育を受けた人であれば、すぐに抜歯鉗子が眼に浮かびます。

しかし、初めての方であれば、次の意味がわかりません。

①抜歯という行為がわかりません。
②抜歯鉗子の形を知りません。
③置いてある場所がわかりません。
④使い方がわかりません。
⑤片付け方を知りません。

したがって、マニュアルには、かなりの工夫が必要です。

歯科医院で行う方法以前に知っておくべき歯科医療の基本的知識は、市販のテキストを一冊用意しておいたほうが混乱しないですむでしょう。

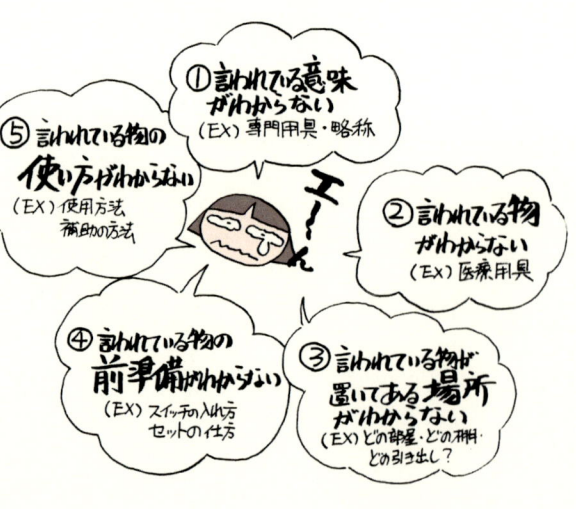

①言われている意味がわからない
(EX) 専門用具・略称
②言われている物がわからない
(EX) 医療用具
③言われている物が置いてある場所がわからない
(EX) どの部屋・どの棚・どの引き出し?
④言われている物の前準備がわからない
(EX) スイッチの入れ方 セットの仕方
⑤言われている物の使い方がわからない
(EX) 使用方法 補助の方法
エ〜〜ん

Check

歯科助手を対象とした基本的な診療が書いてあるテキストを用意している

□はい → 次へ進む。

□いいえ → 購入する。

★あったらいいなテキスト

◎杉浦保代・岩崎小百合
『歯科アシスタント・マイブック』 アイデンタルサービス　2007

◎埼玉県歯科医師会学術部
『歯科助手ガイドブック』 口腔保健協会　2009

◎歯科衛生士教育協議会監修
『新歯科衛生士教本歯科診療補助』 医歯薬出版　2009

◎江澤庸博
『新人歯科衛生士・デンタルスタッフポケットマニュアル』 医歯薬出版　2012

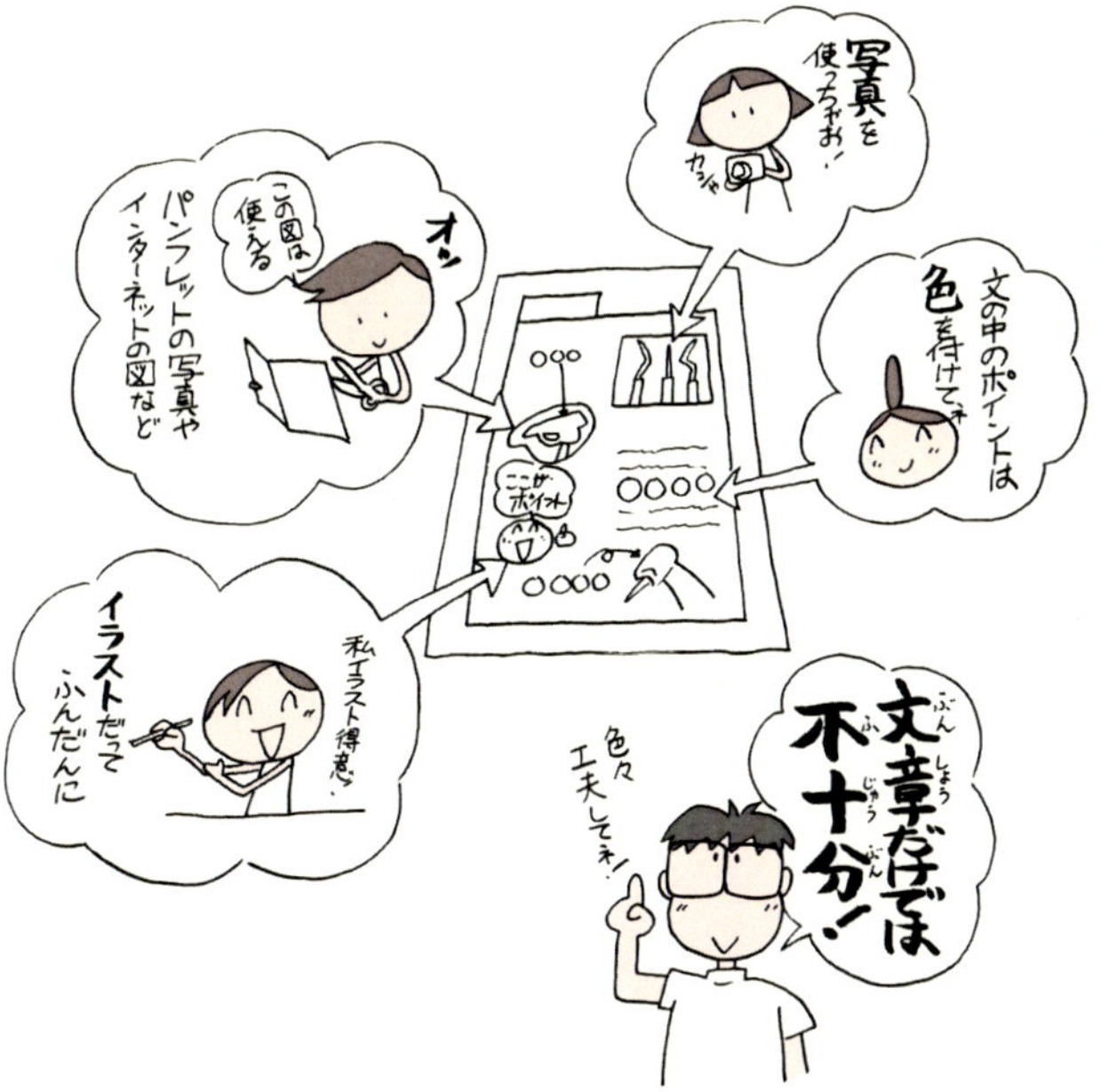

写真を使っちゃお!
カシャ
文の中のポイントは色着けてネ
オッ
この図は使える
パンフレットの写真やインターネットの図など
ここがポイント
イラストだってふんだんに
私イラスト得意♪
文章《ぶんしょう》だけでは不十分《ふじゅうぶん》!
色々工夫してネ!

具体的な記入の提案！

1 まず、診療室の見取り図を書く

そんなに広くはない診療室。

しかし、いろいろな棚があり、引き出しがあります。

しまってしまえばどこに何があるのかはわかりません。

まずは全体のイメージがわくように、見取り図を書いていきましょう。

2 小さな日常業務でもマニュアルに

『こんなことが起こる』では、トイレの掃除についてのことまでをも、マニュアルにするという話をしました。

そんなことまで！と思うことまで書き出していくことは、大変なことです。

でも、現在やっていることを書き出して、朝

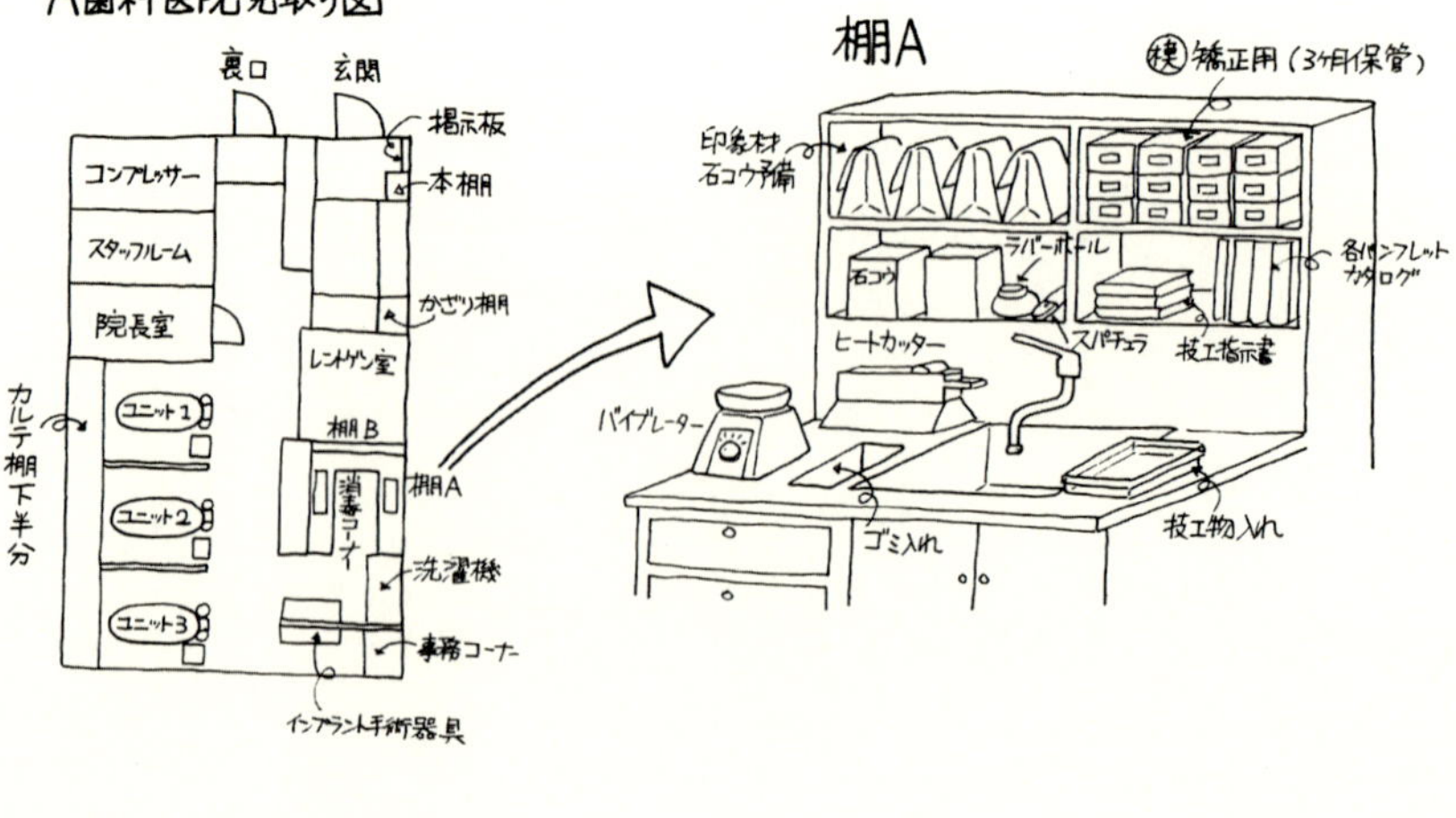
A歯科医院見取り図
裏口
玄関
掲示板
本棚
コンプレッサー
スタッフルーム
院長室
かざり棚
レントゲン室
棚B
棚A
消毒コーナー
ユニット1
ユニット2
ユニット3
カルテ棚下半分
洗濯機
事務コーナー
インプラント手術器具
棚A
㊕矯正用（3ケ月保管）
印象材
石コウ予備
石コウ
ラバーボール
各パンフレット
カタログ
ヒートカッター
スパチュラ
技工指示書
バイブレーター
ゴミ入れ
技工物入れ

からチェックしながらやってみることから始めてもかまいません。

　マニュアルは、チェック表に置き換えられて、進化することもあります。

　朝の準備について、一つのマニュアルを作成するときの流れを考えてみましょう。

1 朝の準備に何をしているかを話し合って出してみる

　出してみると、朝やっていることが微妙に違うことがわかります。

「私は、まず窓を開けて、空気をよくしてるのよ」

「あ〜、そうだったんですか」

「それからスイッチ入れてるんですか」

「そうヨ。ブラインドを開けて、窓の所にある観葉植物に水をやって」

「優雅ですネ〜。でも、枯れないのはちゃんと水やってたんですネ」

「そりゃそうヨ」

などの話が出てきます。

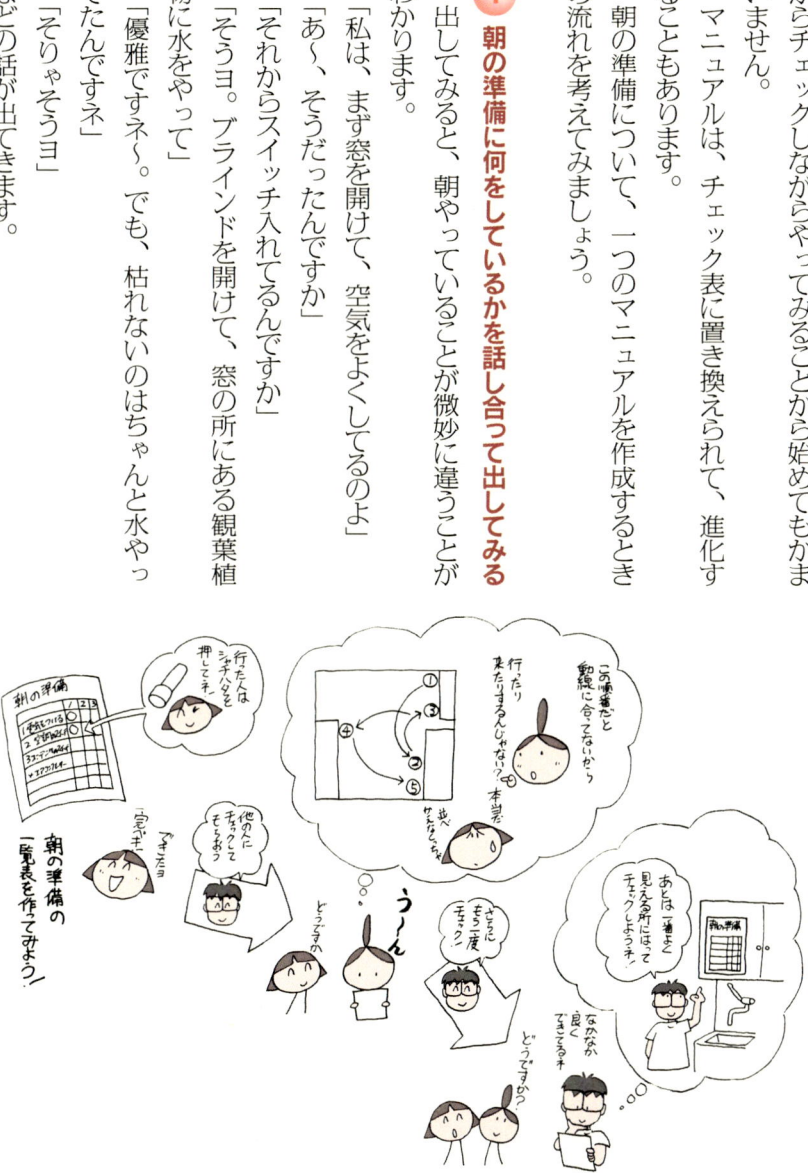

2 出てきた意見を書いてみる

まずは、書いて視える状態にしてみます。

書きながら整理されていくこともあるでしょう。

朝来てやることを時間の流れで書いていくと、さらに考え方はまとまってきます。

3 書いたらみなさんに見てもらう

思わぬこだわりは、視えるようになった時点でさらに出てきます。

「あのときは言わなかったじゃないですか」

は、なしにして、どんどん書き直していきます。

だから、清書じゃなくて大丈夫です。

4 意識が統一できたらチェック表を作る

チェック表にして貼り出しをすると、やるべきことは、すべての人が意識的に行えるようになります。

ここから問題になるのは、継続してチェックできるかということになります。全員がやろうと思わなければ続けることはできません。担当を決めて、誰がどこをどのように行うかを、再度徹底していきます。

チェック表は✔印でもいいのですが、できるだけ個人で責任を持って対応できる個人別チェック表がいいでしょう。

また、掲示してある場所や、貼り方にもこだわりが出てくるはずです。（114ページ参照）

例えば、みんなが意識しないと見ない壁に貼ってあれば、記入漏れが出てきます。

消毒室の水洗場の真上で、視野の中に入る位置なら、毎日イヤでも目に入ります。

また、表が横書きなのに縦のバインダーにつけて掲示していても見落とします。

こうなってくると、掲示場所でさえ何度も改善されていくようになるでしょう。

それでいいのかといつも考え改善します。

5 気付いた点があれば話ができる体制に

この朝の準備は、ベテランでなくても、すべてのスタッフが行える事項です。こんな内容は、新人にどんどんと発言してもらう体制をとっていきましょう。

みんなが、遠慮しないで歯科医院での業務をいかに単純化、効率化していくべきかを考える。

そうすれば、当然、余裕が出た時間の中で、最善の歯科医療が提供できる体制を作ることができるのです。

何気なく、改善を続けながらやっている業務。

毎日行っている普通のことを、普通のこととして行うことが、一番難しいことだと思います。

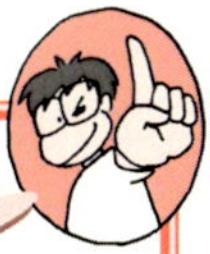

Check

チェック表などの掲示物を貼る場所まで話し合ったことがある

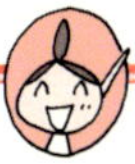

□ はい → 次へ進む。ヨシ、確実!!

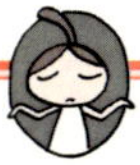

□ いいえ → 「ここでいいかな～？」とまず聞いてみてください。

朝・昼の準備チェック表

ホワイトボードは情報の宝。
ここに、歯科医院のすべてがある。
みんなで見る所だからと、
バインダーに付けた
チェック表を隣りに掛けた。
しかし、チェックがいま一つ…。

過去

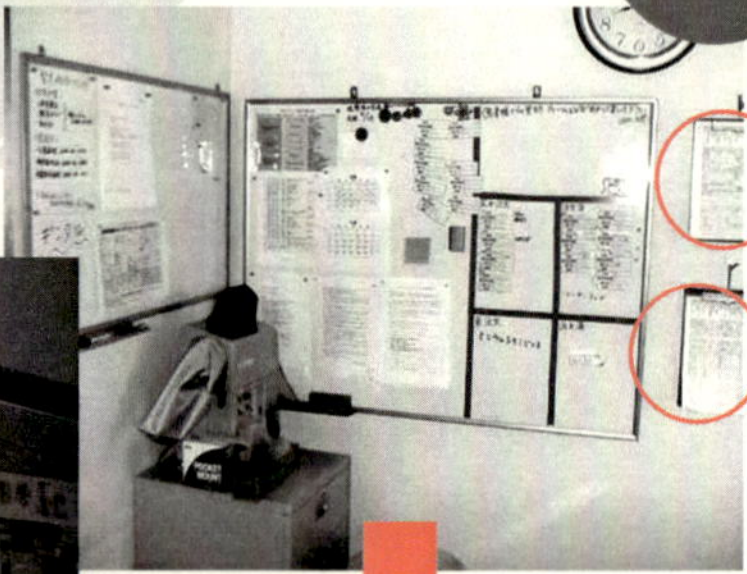

チェック表さえ
位置と貼り方で違ってくる!!

現在

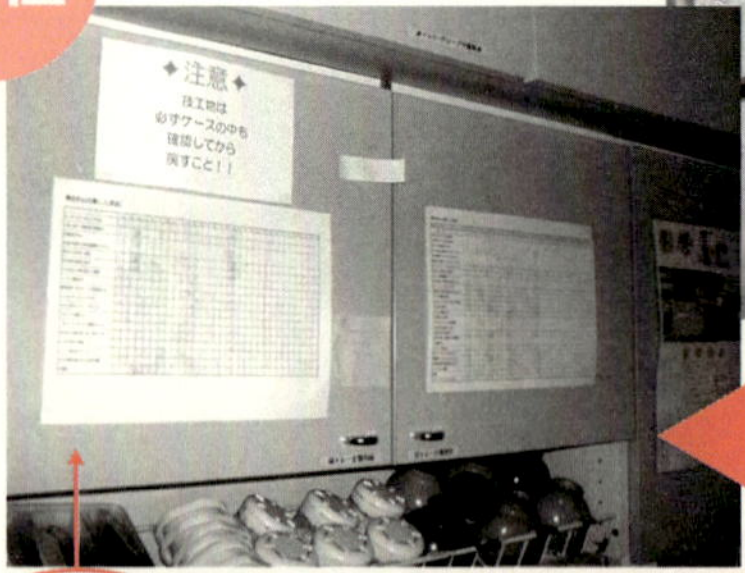

改善

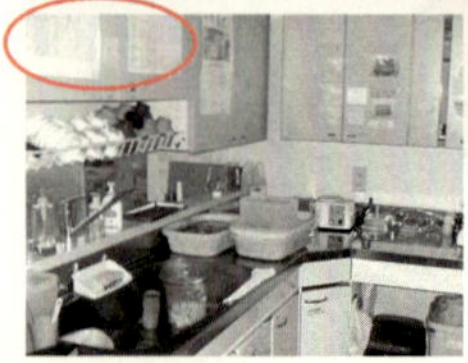

チェック表は、消毒シンクの上へ。
洗いものをしながらでも目に入る。

それでいいのかといつも考え改善する

改善ポイント

もっと自然に見える
場所に置く

横書きは横に貼る

現象

○→みんなが見る所
×→ホワイトボードから外れると
見ていない
×→横書きなのに縦のバインダー
に付けているので、見づらい

問題

チェックしない日がある

情報は、いつも意識して共有する

見て、聞いて、話して、文字にする

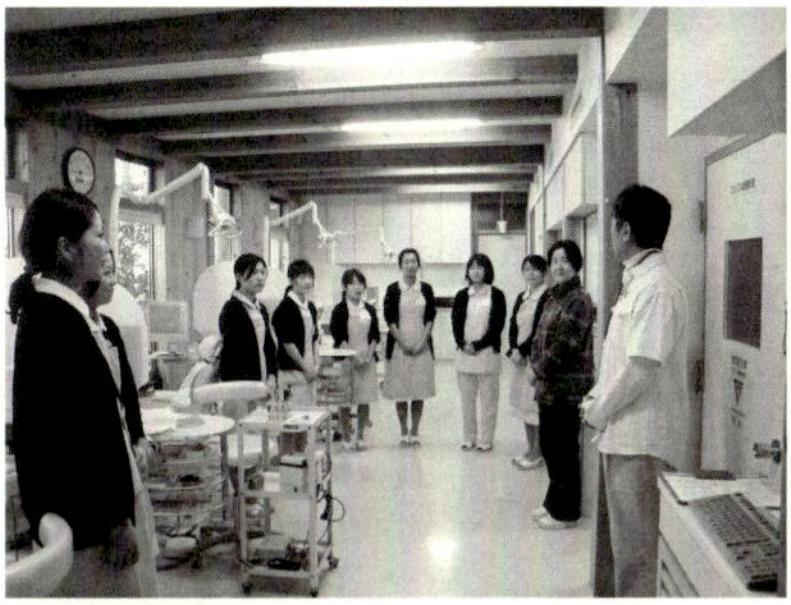
毎日の朝礼

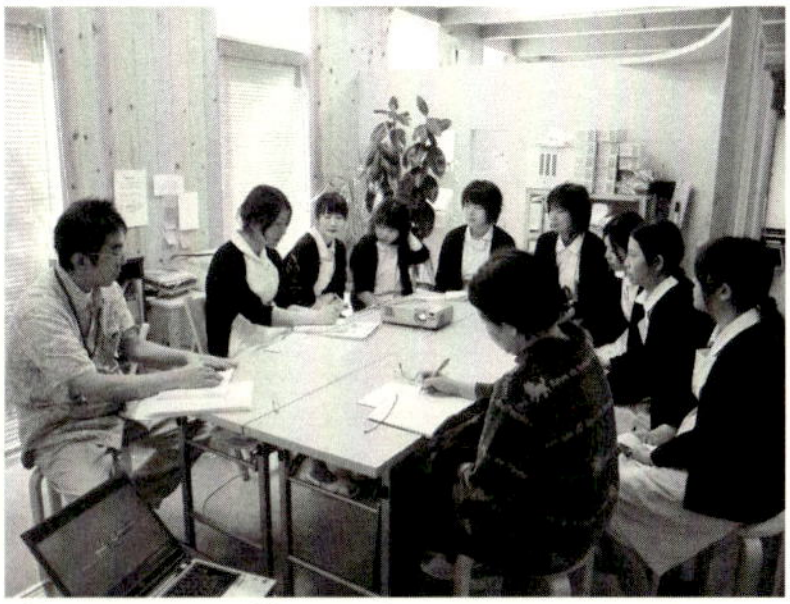
ミーティング

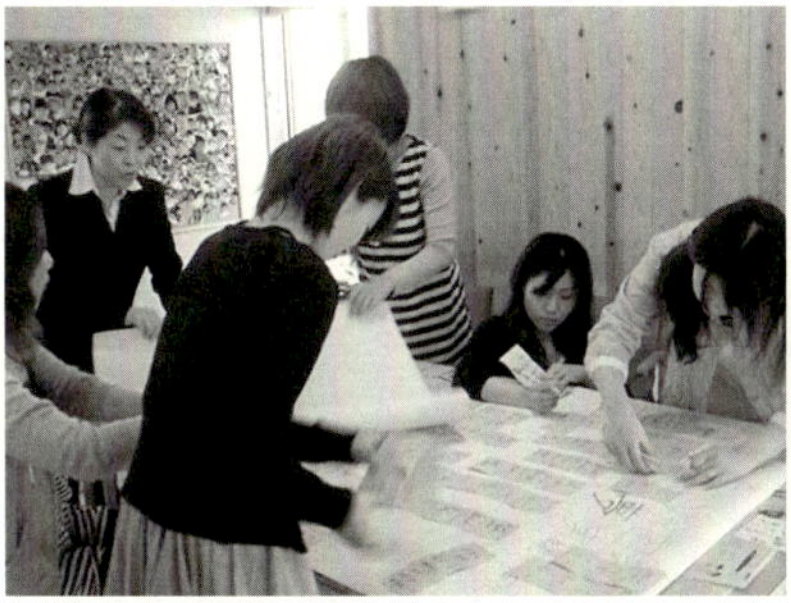
ステップごとのブレーン・ストーミング

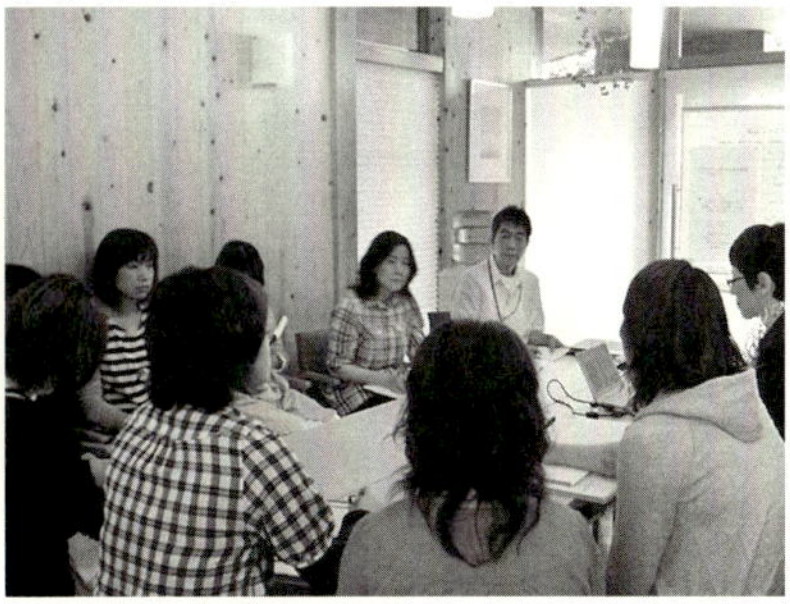
年ごとの戦略会議

だから改善点が見えている

写真提供：阿品ファミリー歯科

治療 インレー形成・印象 仮封

歯科診療補助マニュアル

カルテ記載　7| Kp 連imp BT

内容(意味・概要)
虫歯の治療のために、削った部分を金属やセラミックで補うために、
歯とかみ合わせの型をとることです。

術前説明
『本日は右下の一番奥の歯の虫歯の治療を行う予定となっております。
前回来られた時からお変わりございませんか？』 → アリの場合はDr.に報告

準備器材・収納場所

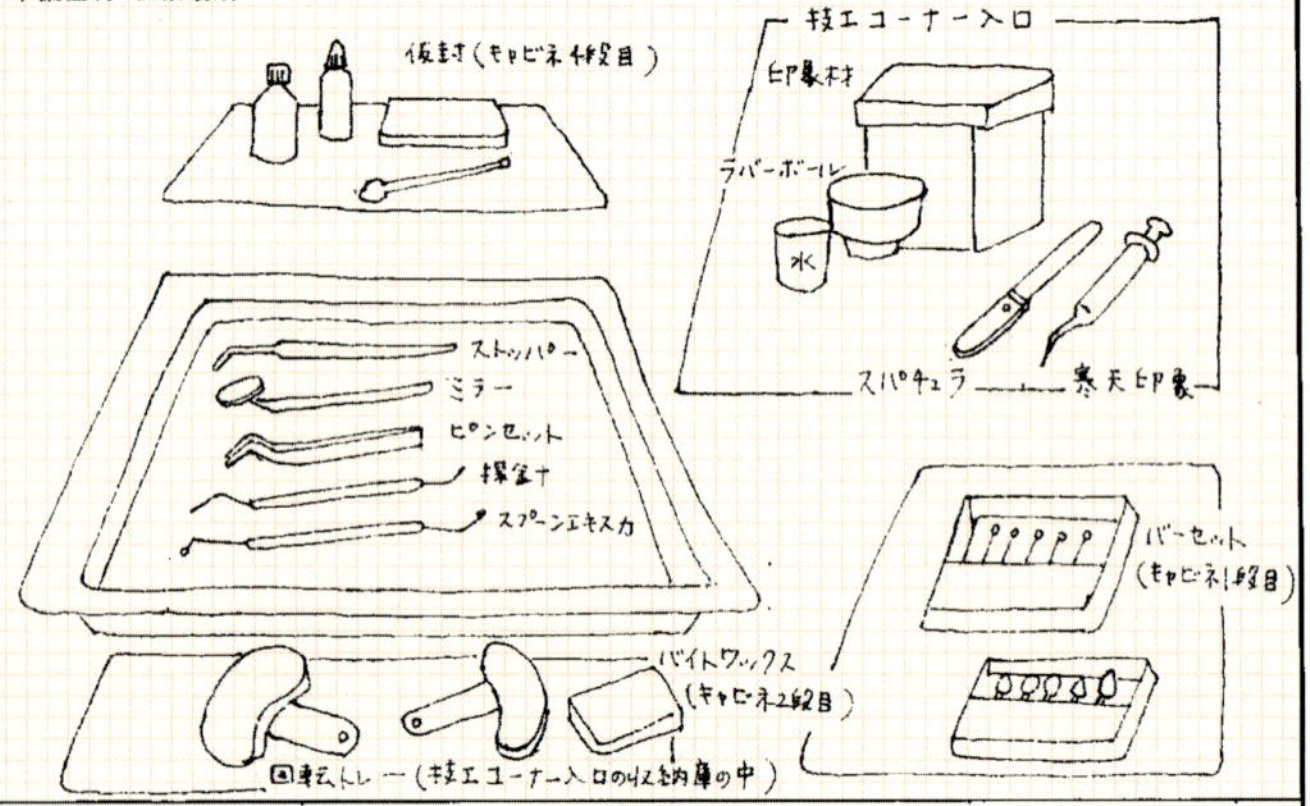
仮封（キャビネ4段目）
技工コーナー入口
印象材
ラバーボール
水
ストッパー
ミラー
ピンセット
探針
スプーンエキスカ
スパチュラ
寒天印象
バーセット
（キャビネ1段目）
バイトワックス
（キャビネ2段目）
回転トレー（技工コーナー入口の収納庫の中）

手順	使用器材と補助・介助	注意事項	時間
①誘導	①リラックスして頂けるような雰囲気作り →	鏡を見て笑顔	2分
②挨拶・確認	②体調や状態の確認 →	前回処置後の確認 今回処置の説明	2分
③う蝕除去	③バキューム操作 →	バキュームテクニックのマニュアルに記載	3分
④窩洞形成	④バキューム操作		5分
	窩洞が深いときは歯髄保護がある →	キャビネット5段目	
⑤印象・バイト	⑤印象材練和 ④寒天印象材の用意 → ④バイトワックス軟化	Dr.とのタイミング 声を確認する	10分
⑥仮封	⑥防湿 → 仮封 →	バイトチェック	3分

術後説明『本日虫歯の治療を行いました。悪い部分を取って、歯の神経を落ち着かせる薬が入っています。
型を取ったので、次回金属のつめ物が入る予定となっていますので、予約を取って帰って頂きますようにお願いします。』

評価　到達基準(作業時間・レベル等)
impの準備を30秒程度で行い、上記の内容を滞りなく行える。

→ ※この場合、しみる症状が出ることありと説明を加える。

A 項目

まず処置名を書きます。ここは目次と一致させてください。

B カルテ記入

カルテに書かれている略称を記入しておきます。毎日の診療では、院長が書かれる次回予定を見て器具を準備しますので、いつも書いている形で記入しましょう。

「院長は次の予定など書きません」となれば、補助者は慣れるまですごく大変です。ここは院長にも協力をお願いしてみましょう。

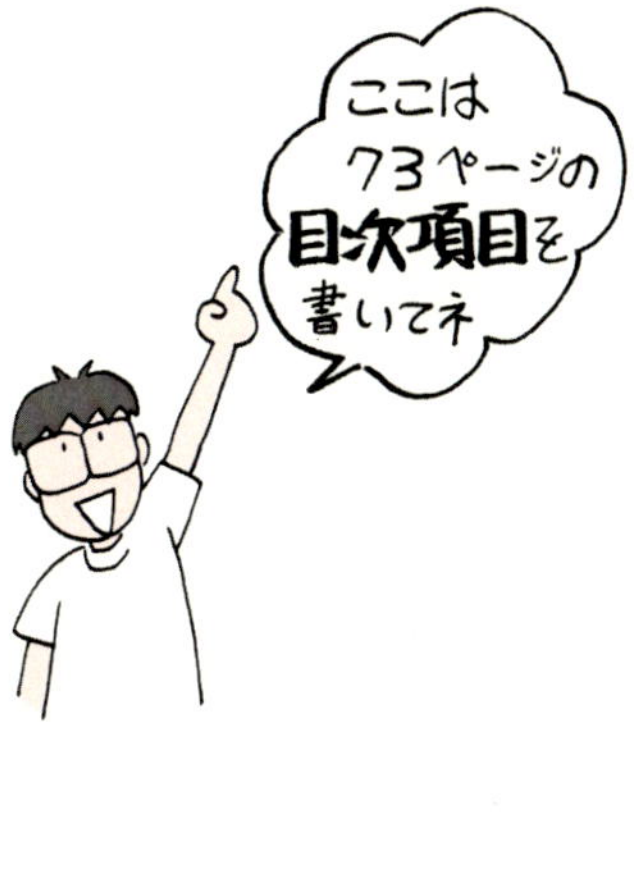
ここは
73ページの
目次項目を
書いてネ

一言コメント

カルテは治療内容が専門的ですし、略称で書かれているものもあり、混乱することも多いでしょう。略称一覧もいりますネ。

診療録、歯科診療報酬明細書記載上の主な略称（2016）

傷病名	カルテ略称	レセプト略称可	傷病名	カルテ略称	レセプト略称可
う蝕症第１度			う蝕症第３度急性化膿性根尖性歯周炎		
う蝕症第２度		C	う蝕症第３度慢性化膿性根尖性歯周炎		Per
う蝕症第２度単純性歯髄炎			う蝕症第３度急性単純性根尖性歯周炎		
う蝕症第３度			う蝕症第３度歯髄壊死		Puエシ
う蝕症第３度急性化膿性歯髄炎			う蝕症第３度歯髄壊疽		Puエソ
う蝕症第３度慢性潰瘍性歯髄炎			慢性歯周炎（軽度）	P_1	
う蝕症第３度慢性増殖性歯髄炎		Pul	慢性歯周炎（中等度）	P_2	P
う蝕症第３度慢性壊疽性歯髄炎			慢性歯周炎（重度）	P_3	
カリエスのない歯髄炎			単純性歯肉炎		G

傷病名	略称・表記	傷病名	略称・表記
単純性歯肉炎	単G	咬耗症	Att
複雑性歯肉炎	複G	磨耗症	Abr
増殖性歯肉炎	増G	酸蝕症	Ero
潰瘍性歯肉炎	潰G	歯肉膿瘍	GA
壊疽性歯肉炎	壊G	歯槽膿瘍	AA
肥大性歯肉炎	肥G	歯根嚢胞	WZ
慢性歯周炎（軽度）	P_1	歯石沈着症	ZS
慢性歯周炎（中等度）	P_2	歯軋り	Brx
慢性歯周炎（重度）	P_3	乳歯晩期残存	RDT
智歯周囲炎	Perico	歯の脱臼	Lux
急性歯周炎・慢性辺縁性歯周炎の急性発作	P急発	口角びらん	Ang
急性単純性歯髄炎	単Pul	口腔の色素沈着症	Pig
急性化膿性歯髄炎	急化Pul	骨瘤	Tor
慢性潰瘍性歯髄炎	潰Pul	埋伏歯	RT
慢性増殖性歯髄炎	増Pul	半埋伏歯	HRT
慢性壊疽性歯髄炎	壊Pul	完全埋伏歯	CRT
カリエスのない歯髄炎	Pul	水平智歯	HET
歯髄壊疽	Puエソ	水平埋伏智歯	HIT
歯髄壊死	Puエシ	捻転歯	ROT
急性単純性根尖性歯周炎	急単Per	過剰歯	SNT
急性化膿性根尖性歯周炎	急化Per	エナメル質形成不全	EHp
慢性化膿性根尖性歯周炎	慢化Per	歯（の破）折	FrT
エナメル質初期う蝕	Ce	永久歯萌出不全	IPT
2次う蝕によるう蝕症第1度	C_1″	舌炎	Gls
2次う蝕によるう蝕症第2度	C_2″	欠損歯（欠如歯）	MT
2次う蝕によるう蝕症第3度	C_3″	咬合異常	Mal
残根	C_4	歯質くさび状欠損	WSD
口腔褥瘡性潰瘍	Dul	破損（破折）	ハセツ
口内炎	Stom	脱離	ダツリ
歯槽骨鋭縁	SchA	不適合	フテキ
象牙質知覚過敏症	Hys		

（注）ハセツ，ダツリまたはフテキを接尾語とする場合は，ジャケット冠脱落を「JCダツリ」のように連結して使用して差し支えない．

基本診療料	略称・表記	基本診療料	略称・表記
歯科初診料	初診	歯科再診料	再診
地域歯科診療支援病院歯科初診料	病初診	地域歯科診療支援病院歯科再診料	病再診
歯科診療特別対応加算	特	明細書発行体制等加算	明細
乳幼児加算	乳	歯科外来診療環境体制加算	外来環
初診時歯科診療導入加算	特導	再診時歯科外来診療環境体制加算	再外来環
歯科診療特別対応連携加算	特連	地域歯科診療支援病院入院加算	地歯入院
歯科診療特別対応地域支援加算	特地		

医学管理等	略称・表記	医学管理等	略称・表記
歯科疾患管理料	歯管	歯科特定疾患療養管理料	特疾管
文書提供加算	文	歯科治療総合医療管理料（Ⅰ）	医管（Ⅰ）
かかりつけ歯科医機能強化型歯科診療所	か強診	歯科治療総合医療管理料（Ⅱ）	医管（Ⅱ）
エナメル質初期う蝕管理加算	初期う蝕	薬剤情報提供料	薬情
フッ化物洗口指導加算	F洗	薬剤総合評価調整管理料	薬総評管
周術期口腔機能管理計画策定料	周計	診療情報提供料（Ⅰ）	情Ⅰ
周術期口腔機能管理料（Ⅰ）	周Ⅰ	診療情報提供料（Ⅱ）	情Ⅱ
周術期口腔機能管理料（Ⅱ）	周Ⅱ	電子的診療情報評価料	電診情評
周術期口腔機能管理料（Ⅲ）	周Ⅲ	新製有床義歯管理料	義管
歯科衛生実地指導料1	実地指1	広範囲顎骨支持型補綴物管理料	特イ管
歯科衛生実地指導料2	実地指2		

在宅医療	略称・表記	在宅医療	略称・表記
歯科訪問診療1	訪問診療1	訪問歯科衛生指導料（簡単なもの）	訪衛指簡
歯科訪問診療2	訪問診療2	歯科疾患在宅療養管理料	歯在管
歯科訪問診療3	訪問診療3	文書提供加算	文
歯科訪問診療料　注13（イ　初診時）	歯訪診（初）	栄養サポートチーム連携加算1	NST1
歯科訪問診療料　注13（ロ　再診時）	歯訪診（再）	栄養サポートチーム連携加算2	NST2
在宅患者等急性歯科疾患対応加算	急性対応	在宅療養支援歯科診療所	歯援診
歯科訪問診療補助加算	訪補助	在宅患者歯科治療総合医療管理料（Ⅰ）	在歯管（Ⅰ）
在宅歯科医療推進加算	在推進	在宅患者歯科治療総合医療管理料（Ⅱ）	在歯管（Ⅱ）
訪問歯科衛生指導料（複雑なもの）	訪衛指複	在宅患者訪問口腔リハビリテーション指導管理料	訪問口腔リハ

検　査	略称・表記	検　査	略称・表記
電気的根管長測定検査	EMR	チェックバイト	ChB
細菌簡易培養検査	S培	ゴシックアーチ	GoA
歯周基本検査	P基検	パントグラフ描記法	Ptg
歯周精密検査	P精検	有床義歯咀嚼機能検査	咀嚼機能
混合歯列期歯周組織検査	P混検	舌圧検査	舌圧
歯周病部分的再評価検査	P部検	接触面の歯間離開度検査	CT
ポケット測定検査	EPP	総義歯（局部義歯）の適合性検査	FD(PD)-Fit
顎運動関連検査	顎運動	Caries Activity Test	CAT
歯冠補綴時色調採得検査	色調	歯髄電気検査	EPT

麻　酔	略称・表記	麻　酔	略称・表記
表面（在）麻酔	OA	静脈内鎮静法	静鎮
吸入鎮静法	IS		

画像診断	略称・表記	画像診断	略称・表記
エックス線撮影 X-Ray	X線	片顎※枚法	X-Ray（片※）
歯科用X線フィルム（標準型）	X-Ray（D）	歯科用３次元断層撮影	歯 CT
咬翼型	X-Ray（BW）	歯科画像診断管理加算１	画診加１
咬合型	X-Ray（O）	歯科画像診断管理加算２	画診加２
小児型	X-Ray（P）	遠隔画像診断	遠画診
全顎※枚法	X-Ray（全※）		

リハビリテーション	略称・表記	リハビリテーション	略称・表記
歯科口腔リハビリテーション料１（１　有床義歯の場合）	歯リハ１（1）	歯科口腔リハビリテーション料１（３　その他の場合）	歯リハ１（3）
歯科口腔リハビリテーション料１（２　舌接触補助床の場合）	歯リハ１（2）	歯科口腔リハビリテーション料２	歯リハ２

処　置	略称・表記	処　置	略称・表記
う蝕処置	う蝕	感染根管処置と同時の根管充填	感根即充
咬合調整	咬調	歯周疾患処置	P処
歯髄保護処置	PCap	（糖尿病を有する患者に使用する場合）	P処（糖）
歯髄温存療法	AIPC	歯石除去	除石
直接歯髄保護処置	直保護 / 直覆 / 直 PCap	スケーリング	SC
		スケーリング・ルートプレーニング	SRP
間接歯髄保護処置	間保護 / 間覆 / 間 PCap	歯周ポケット掻爬	PCur
		歯周病安定期治療（Ⅰ）	SPT（Ⅰ）
知覚過敏処置	Hys処	歯周病安定期治療（Ⅱ）	SPT（Ⅱ）
う蝕薬物塗布処置	サホ塗布	歯周基本治療処置	P基処
初期う蝕早期充填処置	填塞 / シーラント	暫間固定	TFix
生活歯髄切断	生切	床副子調整（イ　睡眠時無呼吸症候群の治療法としての咬合床の場合）	副調（イ）
失活歯髄切断	失切		
麻酔抜髄	麻抜	床副子調整（ロ　イ以外の場合）	副調（ロ）
感染根管処置	感根処	床副子修理	副修
根管貼薬処置	根貼 /RCT	根管内異物除去	RBI
根管拡大	拡大	有床義歯床下粘膜調整処置またはティッシュコンディショニング	T. コンデ /T.cond
根管形成	RCP		
根管充填	根充 /RCF	周術期専門的口腔衛生処置	術口衛
加圧根管充填処置	CRF	機械的歯面清掃処置	歯清
手術用顕微鏡加算	手顕微加	フッ化物歯面塗布処置	F局
抜髄と同時の根管充填	抜髄即充		

手　術	略称・表記	手　術	略称・表記
抜歯手術	抜歯 /T.EXT	歯肉剥離掻爬手術	FOp
歯根端切除手術	根切	歯周組織再生誘導手術	GTR
歯根端切除手術（歯科用３次元エックス線断層撮影装置および手術用顕微鏡を用いた場合）	根切顕微	手術時歯根面レーザー応用加算	手術歯根
		歯肉移植術	Gpl
歯槽骨整形手術	AEct	広範囲顎骨支持型装置埋入手術	特イ術
歯周ポケット掻爬術	掻爬術 / ソウハ術	広範囲顎骨支持型装置掻爬術	特イ掻
歯肉切除手術	GEct		

歯冠修復及び欠損補綴	略称・表記	歯冠修復及び欠損補綴	略称・表記
補綴時診断料	補診	金属歯冠修復	MC
クラウン・ブリッジ維持管理料	補管/維持管	四分の三冠	3/4Cro
広範囲顎骨支持型補綴診断料	特イ診	五分の四冠	4/5Cro
歯冠形成	PZ	全部金属冠	FMC
（例）生活歯歯冠形成	生PZ	レジン前装金属冠	前装MC/ゼンソウMC
失活歯歯冠形成	失PZ	ジャケット冠	JC
窩洞形成	KP	レジンジャケット冠	RJC
根面形成	PW	硬質レジンジャケット冠	HJC
う蝕歯即時充填形成	充形	CAD/CAM冠	歯CAD
う蝕歯無痛的窩洞形成加算	う蝕無痛	小児保隙装置	保隙
う蝕歯インレー修復形成	修形	ブリッジ	Br
支台築造　間接法	ファイバー（間）	ポンティック	Pon
（ロ　ファイバーポストを用いた場合）		総義歯	FD
支台築造　直接法	ファイバー（直）	局部義歯	PD
（イ　ファイバーポストを用いた場合）		鉤	Cl
印象採得	imp	コンビネーション鉤	コンビCl
単純印象	単imp/S-imp	広範囲顎骨支持型補綴	特イ補
連合印象	連imp/C-imp	有床義歯修理	床修理
咬合圧印象	咬imp/B-imp	歯科技工加算1	歯技工1
機能印象	機imp/F-imp	歯科技工加算2	歯技工2
テンポラリークラウン	TeC	有床義歯内面適合法（硬質材料を用いる場合）	床裏装（硬）/床適合（硬）
装着	set	有床義歯内面適合法（軟質材料を用いる場合）	床裏装（軟）/床適合（軟）
咬合採得	BT	歯冠補綴物修理	Pro修理
仮床試適	TF	広範囲顎骨支持型補綴物修理	特イ修
グラスアイオノマーセメント充填	グセ充	未装着	(未)
光重合型複合レジン	光CR充		

（注）金属歯冠修復および充填に当たって，修復形態の表示は「OM・OB・MOD等」と歯面部位で記載して差し支えない．

その他	略称・表記	その他	略称・表記
カルボキシレートセメント	カセ	歯科用モルホニン	MH
複合レジン	CR	テトラサイクリンプレステロン軟膏	TCPSパスタ
グラスアイオノマーセメント	グセ	カートリッジ	Ct
仮着用セメント	仮セ	歯科用（口腔用）アフタゾロン	AFS
ユージノールセメント	EZ	キャナルス	CaN
エナメルエッチング法	EE	カルビタール	CV
エナメルボンディング法	EB	ネオクリーナー「セキネ」	NC
上顎	UP	ペリオドン	PO
下顎	LW	ヒポクロリットソリューション10%「日薬」	HS
エヌ・ツー・メジカル	N2M	歯肉包帯	GBd
テラ・コートリル軟膏	TKパスタ	歯肉圧排	圧排
ヒノポロン口腔用軟膏	HPパスタ	歯肉整形術	GP
プレステロン「歯科用軟膏」	PSパスタ	食片圧入	Food.I
歯科用貼布剤	Af	ガッタパーチャポイント	G.ポイント
ノブダイン	CZ	プラークコントロール	プラーク.C
クレオドンパスタ	Guパスタ		

（注）UPまたはLWを接尾語とする場合は，上顎総義歯を「UP-FD」のように-でつないで使用しても差し支えない．

C 治療前の患者さんへの一言

前回の治療での症状、何かの症状が出る可能性があるものについては、あらかじめ予測できますので、患者さんから言われるのを待つのではなく、こちらから「前回の治療で、このような説明をしていましたが、お変わりありませんでしたか」と聞くことを意識します。

患者さんは、自分が言わなくてもちゃんと状況を把握して、配慮してくれているんだと安心されるはずです。

一言コメント

新人はよく、患者さんと話すことがわからないと言います。心配いりません。患者さんは、あなたと世間話をしたいとは思っていないですから。しっかりとカルテや業務記録が読めるようになれば、治療のことで話が進みます。

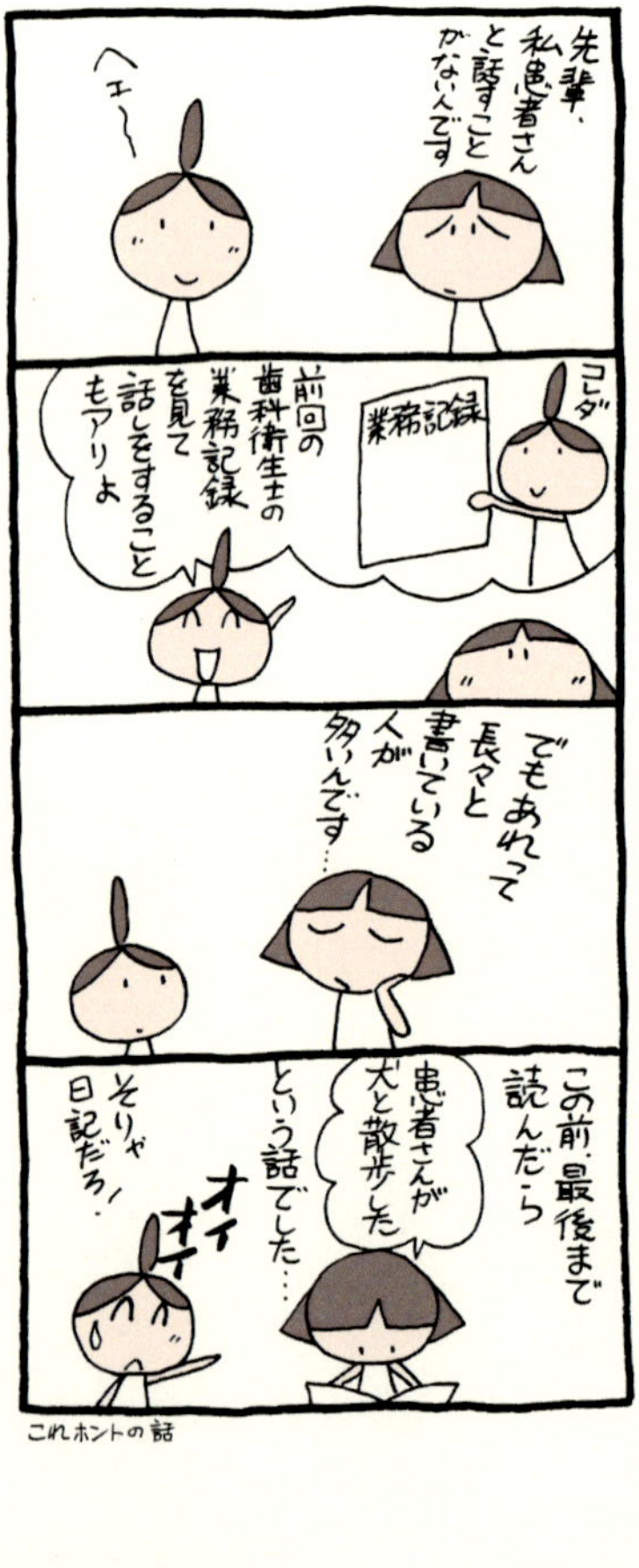

先輩、私患者さんと話すことがないんです
ヘエ～
コレダ
業務記録
前回の歯科衛生士の業務記録を見て話しをすることもアリよ
でもあれって長々と書いている人が多いんです…
この前、最後まで読んだら
患者さんが犬と散歩した
という話でした…
オイオイ
そりゃ日記だろ！

これホントの話

業務記録をとるときの書き方

POS(問題《もんだい》志向型《しこうがた》方式《ほうしき》)

SOAPに合わせて書いていきます。

Ⓢ 患者さんが訴えていること(主観的情報)
Ⓞ 観察した結果 (客観的情報)
Ⓐ どう思ったのか (分析・感想)
Ⓟ どうしたのか・どうするのか (計画・見定め)

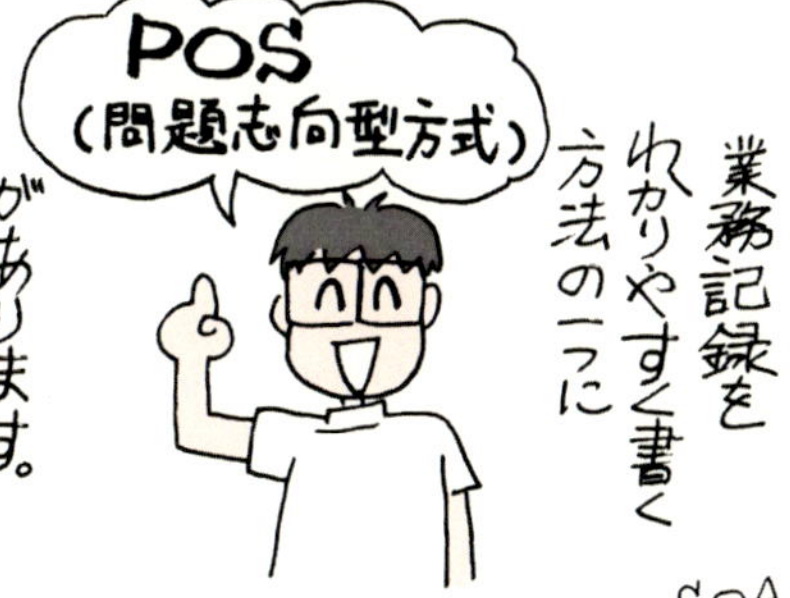
業務記録をわかりやすく書く方法の一つに
POS(問題志向型方式)
があります。

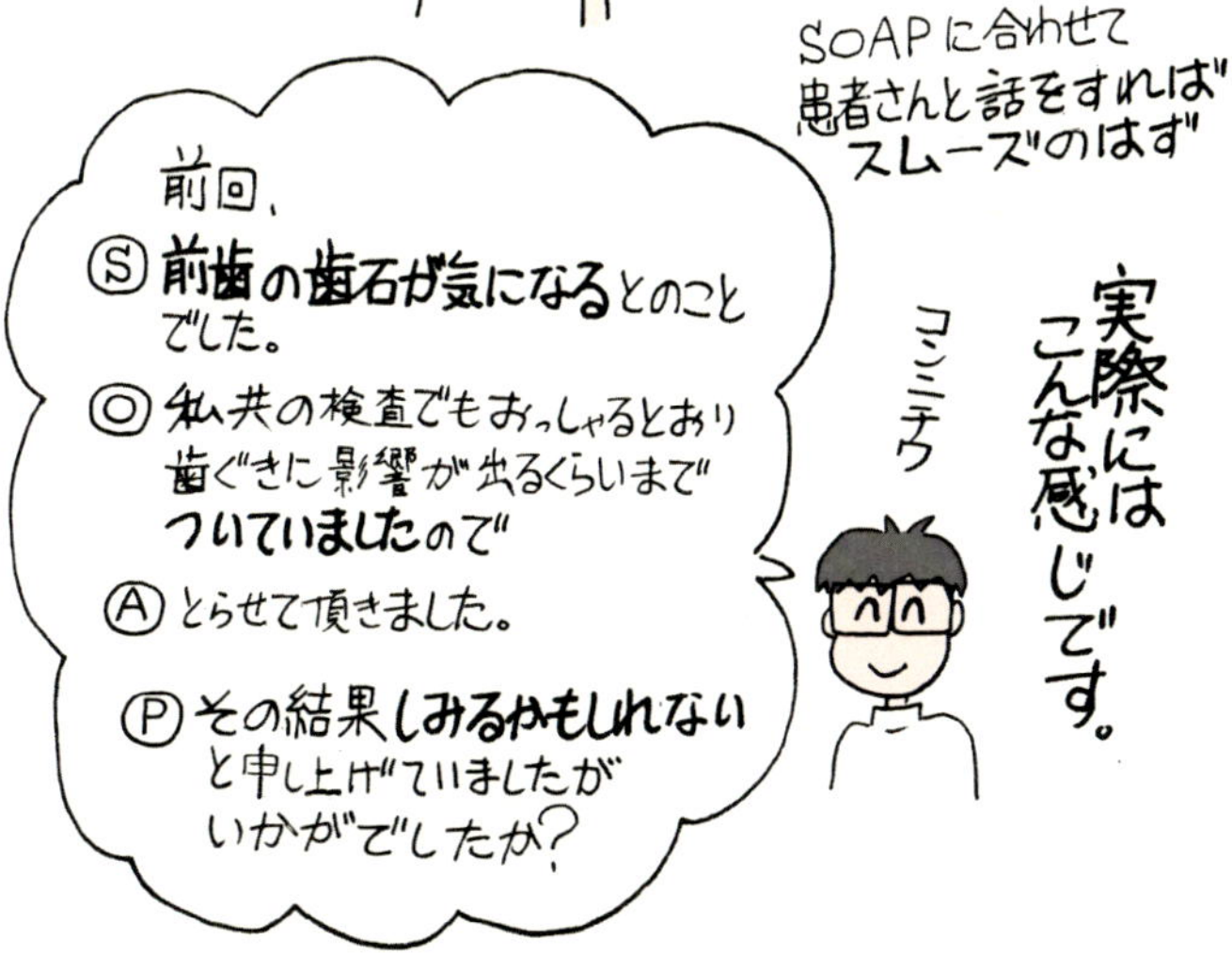
SOAPに合わせて患者さんと話をすればスムーズのはず
実際にはこんな感じです。
前回、
Ⓢ前歯の歯石が気になるとのことでした。
Ⓞ私共の検査でもおっしゃるとおり歯ぐきに影響が出るくらいまでついていましたので
Ⓐとらせて頂きました。
Ⓟその結果しみるかもしれないと申し上げていましたがいかがでしたか?
コミニテウ

D 準備物・ある場所

まだ慣れていないスタッフには、何もわかりません。

物の名前と物品は一致していないし、どこにしまってあるかもわかりません。棚の位置。キャビネットの棚の中。どのような状態でしまってあるのか。すべての情報がいります。イラストで描くのが難しければ、写真に撮ったものを貼り付けるでもＯＫです。

すべてを一から考え直して、新人になったつもりで書いてみましょう。当然、新人に書いてもらうと、なんともうまく書いてくれます。

新人の実力を見て、驚いてください。

一言コメント

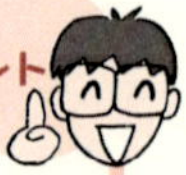

まず全体の見取り図、棚やキャビネットの位置、棚の中の状態、棚の表にもラベル……いろいろですネ。

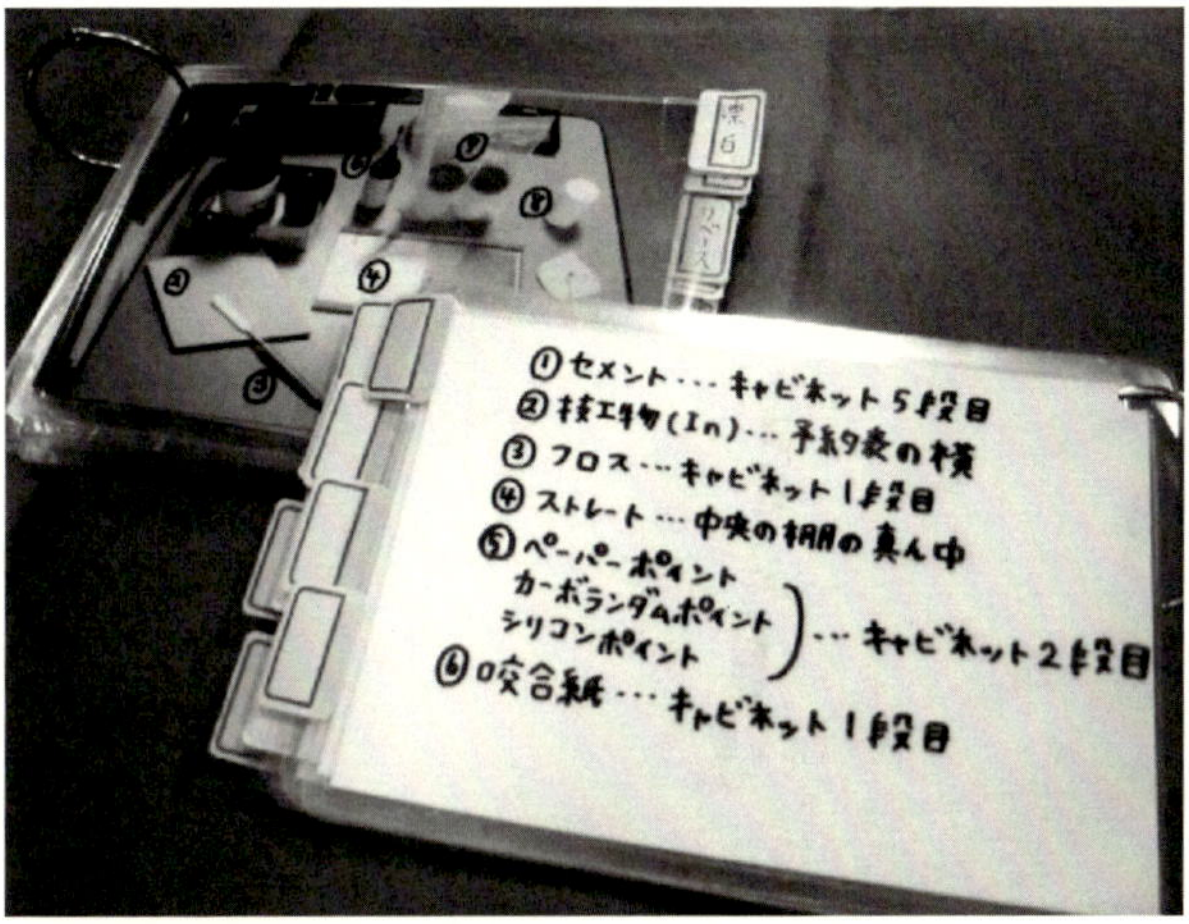

マニュアルをもとに、準備物の一覧シートを作成。歯科衛生士学校の学生実習の受け入れを行っているので、学生さんに好評。

資料提供：橋本歯科クリニック

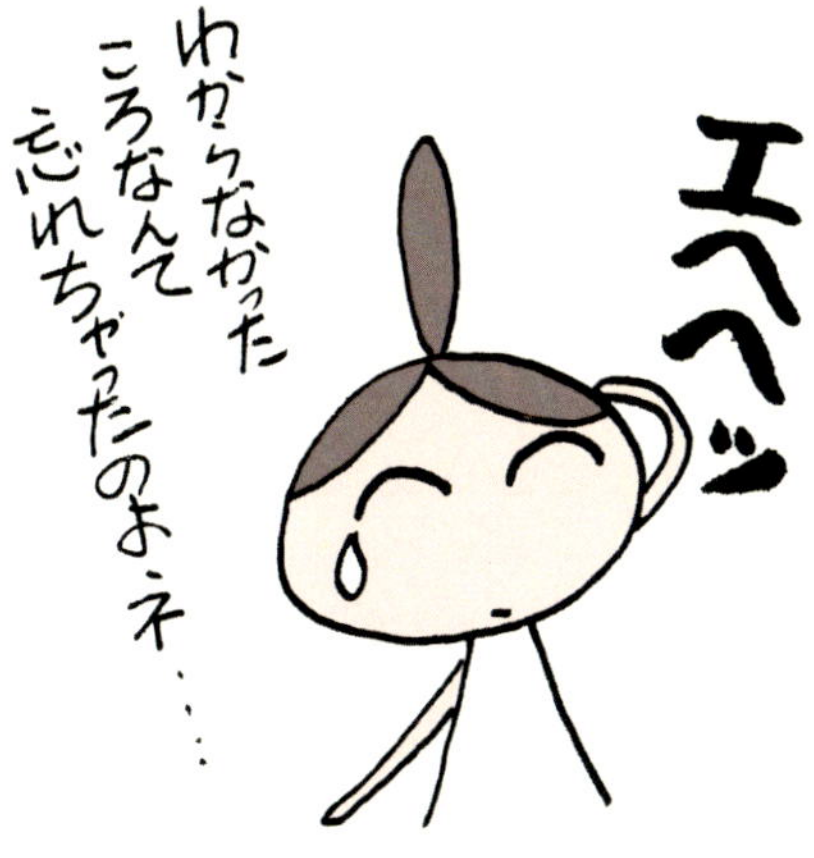
エヘヘッ
わからなかった
ころなんて
忘れちゃったのよネ…

視える化のワンポイントアドバイス

掲示物一つで歯科医院としての**資質**がわかる

丸《まる》マグネットの上部《じょうぶ》中央《ちゅうみう》とめ

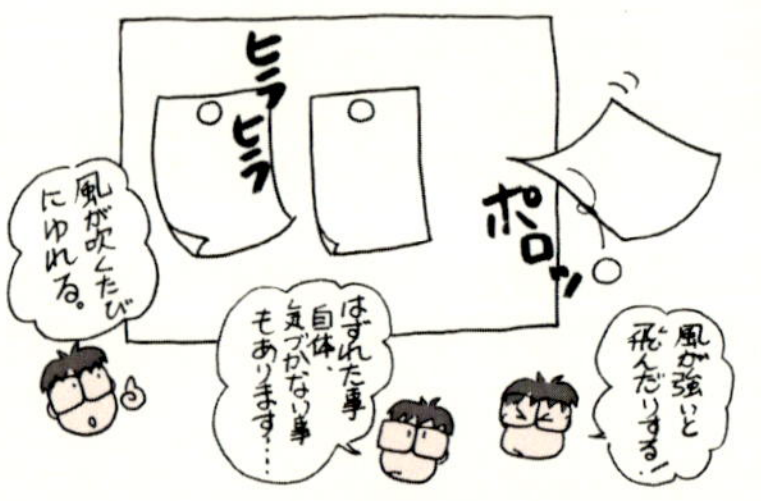
ヒラヒラ
ポロッ!
風が吹くたびにゆれる。
はずれた事自体、気づかない事もあります…
風が強いと飛んだりする!

風がふくたび、掲示物がゆれる。
はずれてしまっても誰も気づかない。

改善

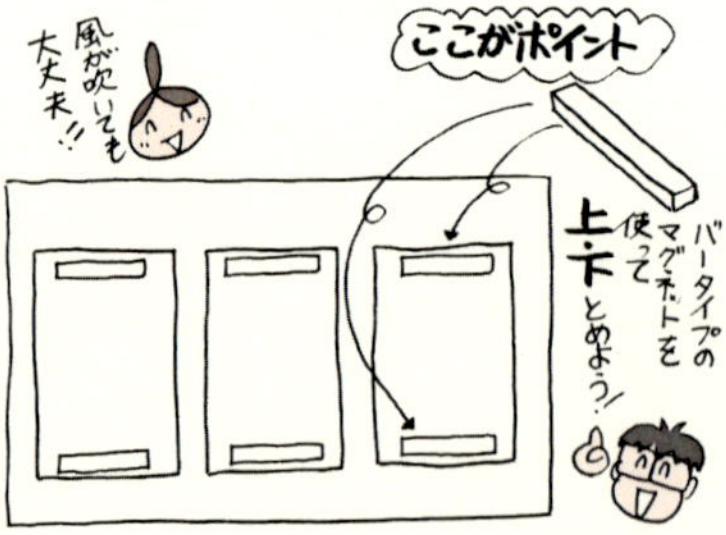
風が吹いても大丈夫!!
ここがポイント
バータイプのマグネットを使って上・下とめよう!

セロテープの八《はち》の字《じ》貼《は》り

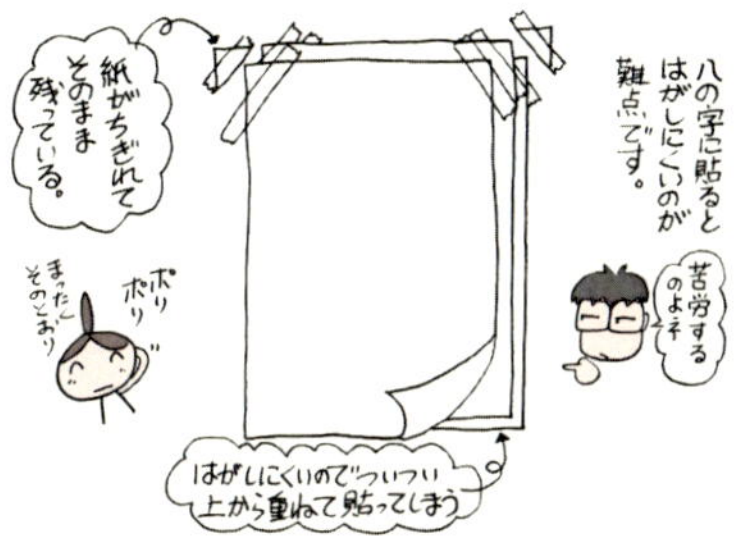
紙がちぎれてそのまま残っている。
まったくそのとおり
ポリポリ
八の字に貼るとはがしにくいのが難点です。
苦労するのよネ
はがしにくいのでついつい上から重ねて貼ってしまう

八の字にはると、はがすときに
労力がいるのよ。
何枚重ねてはるんネ。いる情報？

改善

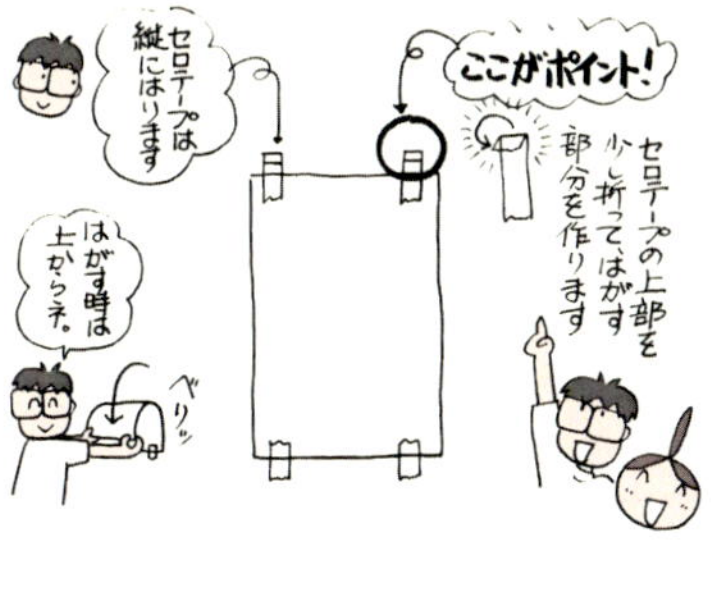
セロテープは縦にはります
ここがポイント!
セロテープの上部を少し折ってはがす部分を作ります
はがす時は上からネ。
ベリッ

横《よこ》書《が》き文書《ぶんしょ》の縦《たて》掲示《けいじ》

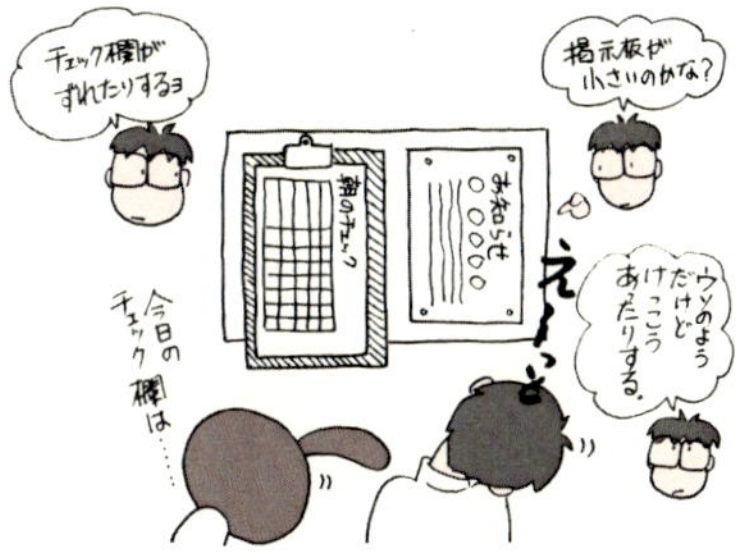

チェックが、抜けるよネ。
ちゃんと見てヨ、明日の所に
チェックしてるわよ。気をつけんと。

改善

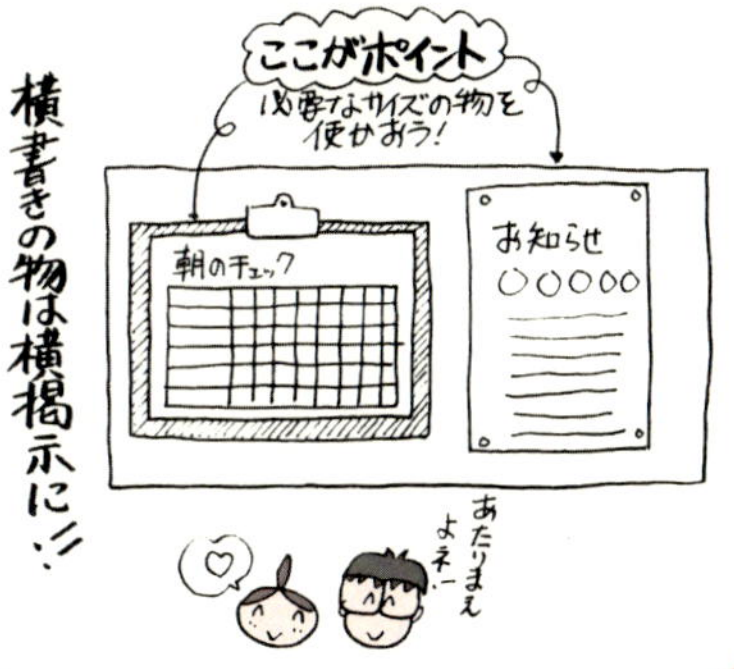

E 全体の流れ・アシスト・特に気を付けること

全体の流れは、治療の流れです。院長が行うことを書きます。今一度、教科書やテキストを見ながら、正式な名称や、なぜその流れで行っているのかを確認してみましょう。

アシストは、補助・介助として何をしているかを書き込みます。

特に気をつけることは、院長やベテランに確認してみましょう。また、いつも注意されていることや自分でこだわってやっていることがあれば記入しておきます。

一言コメント

院長に聞いてみましょう。私達がアシストしているときに「こうしてほしい」という要望がありますか？

ベテランに聞いてみましょう。「ここでこうすればスムーズにいく」というコツはありますか？

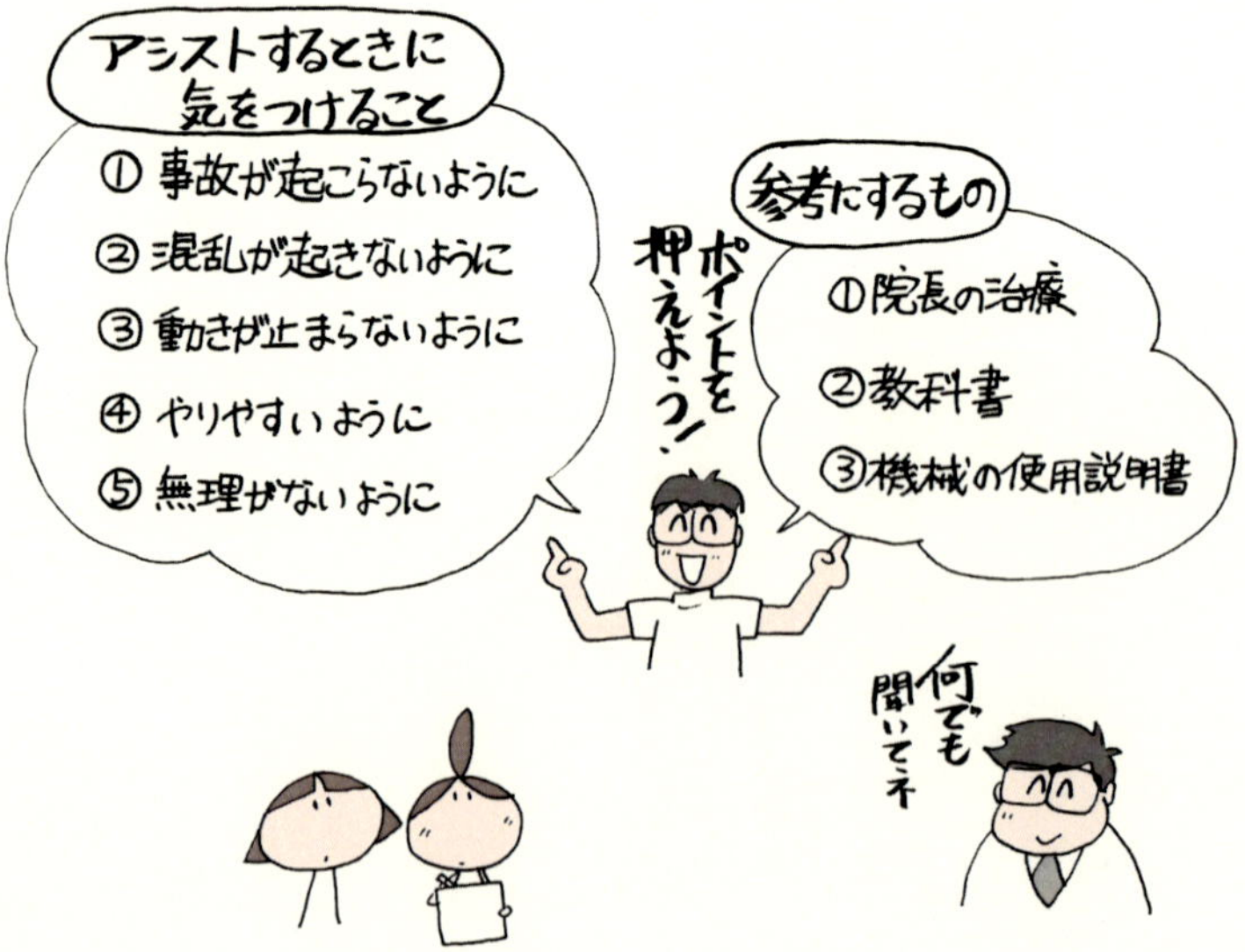

アシストするときに気をつけること
① 事故が起こらないように
② 混乱が起きないように
③ 動きが止まらないように
④ やりやすいように
⑤ 無理がないように
ポイントを押えよう！
参考にするもの
①院長の治療
②教科書
③機械の使用説明書
何でも聞いてネ

F この処置においての合格ライン

新人は、歯科医院で行われていることを広く浅く理解していくことがまずは大切です。

ベテランのように深い理解を得ながら高いレベルの技術も発揮しようとすれば、いつまで経っても一人前になれません。ですから、新人にとっての合格ラインを示します。

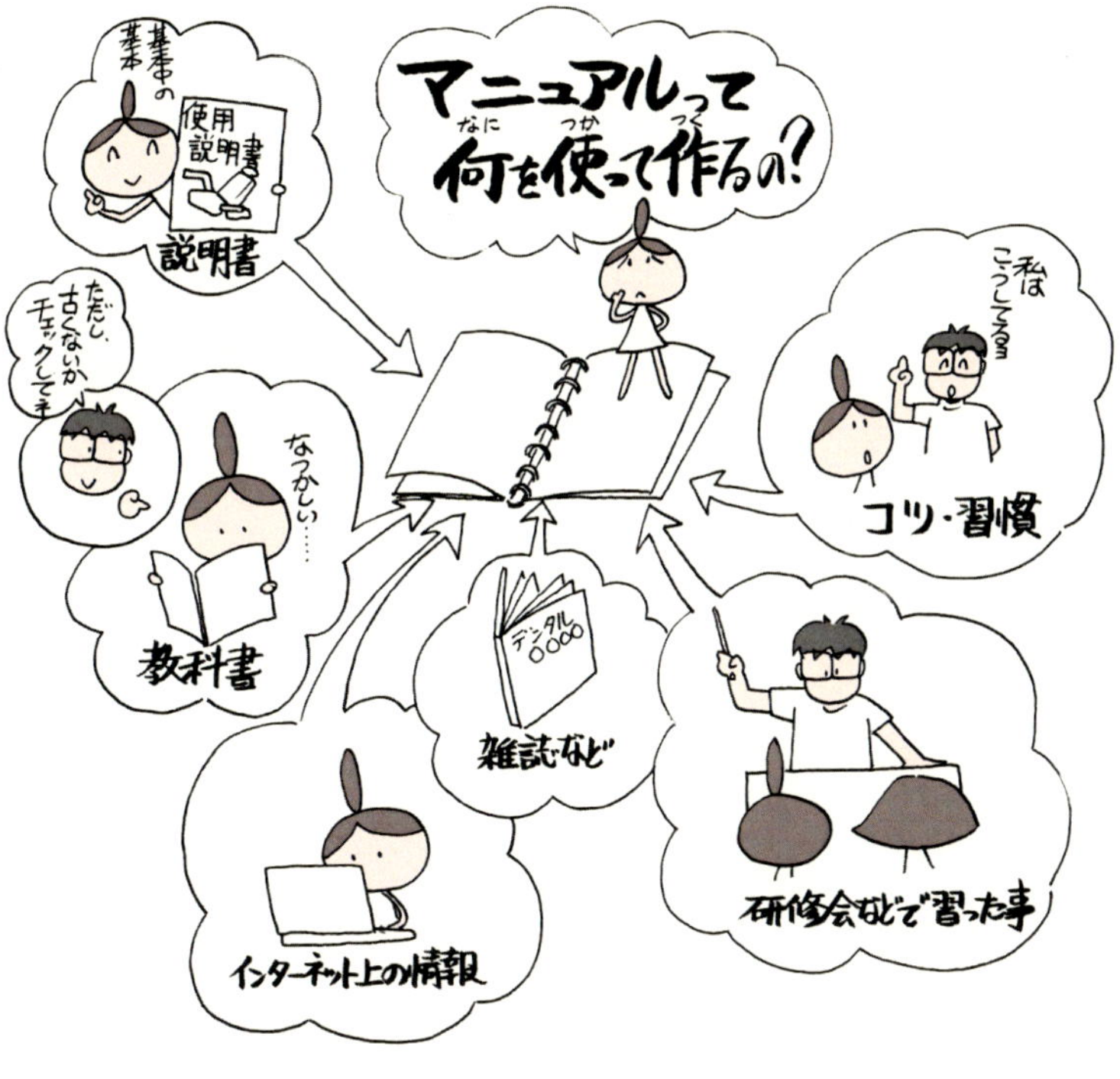
マニュアルって
何《なに》を使《つか》って作《つく》るの!?
基本中の基本
使用説明書
説明書
ただし、古くないかチェックしてネ
なつかしい……
教科書
デンタル○○○○
雑誌など
インターネット上の情報
研修会などで習った事
私はこうしてるョ
コツ・習慣

G 治療後の患者さんへの一言

どの患者さんにも「お疲れ様でした。お大事に」という一辺倒の挨拶だけでなく、配慮のある言葉がほしいものです。

長い治療時間の場合は「本日はお時間がかかる処置でしたので、お疲れでしょう」歯がしみる場合が想定されれば、「今回の処置でしみる症状が出る場合があります。改善していく段階で出てくる症状ですが、長く続くようであればその対応をいたします。次回来られるときにもしみる状態が続いていれば、遠慮なくおっしゃってください」などの言葉が必要です。

一言コメント

悪い情報ほど、確実に伝えます。予測されることもすべてです。

患者さんが語られる前に述べれば配慮ですが、言われた後の説明は言い訳にしかなりません。

例を出せばいくらでもあるでしょう。ベテランでなければ発言できないのではなく、全員が同じ感覚で発言しなければなりません。

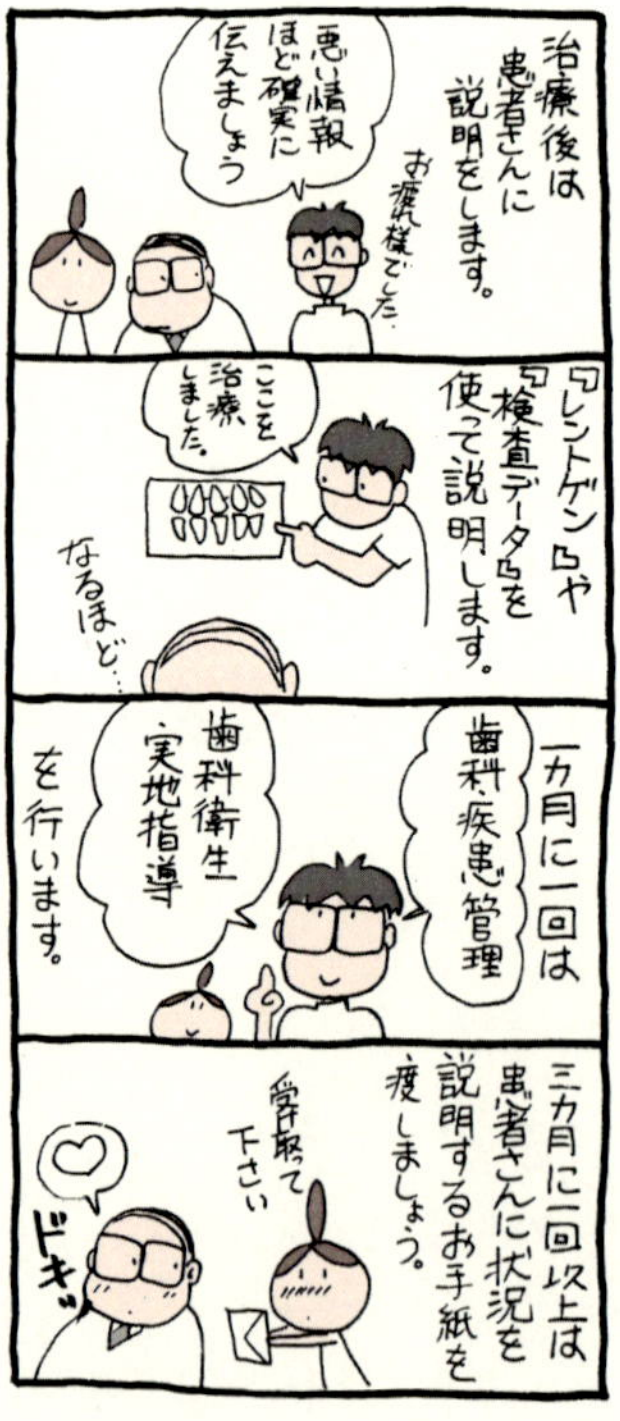

治療後は患者さんに説明をします。
悪い情報ほど確実に伝えましょう
お疲れ様でした。
『レントゲン』や『検査データ』を使って説明します。
ここを治療、しました。
なるほど…
一カ月に一回は
歯科疾患管理
歯科衛生実地指導
を行います。
三カ月に一回以上は患者さんに状況を説明するお手紙を渡しましょう。
受取って下さい
ドキッ

4 歯科衛生士業務マニュアルの書き方

私達の業務は当然、診療補助だけではありません。いろいろなパターンで書式を作っていきましょう。後で煩雑にならないようにネ。

業務マニュアルと、ほぼ同じです。

歯科衛生士単独業務なので、アシストのところがありません。

ＥＰＰ業務記録などでは、普段から使っているシートに記入例を示す場合もあるでしょう。今回の書式はあくまで例ですので、歯科医院で考えてみましょう。

歯科衛生士業務マニュアル　治療

カルテ記載		
内容（意味・概要）		
術前説明		
準備器材・収納場所		
手順	注意事項	時間
術後説明		
評価　到達基準（作業時間・レベル等）		

年　月　日（　担当）作成
年　月　日（　担当）改正

5 受付マニュアルの書き方

受付業務は、コンピュータ管理になっている場合、マニュアルのページ数が多くなります。本来のコンピュータ使用説明書を独自の活用法や使い方を組み込んだマニュアルにアレンジしましょう。

受付はコンピュータにたけた方が多いので、普段からマニュアルを用意している場合が少なくありません。その場合は、あまりこだわらずに、現在あるものを整理します。

受付マニュアル

項目

対応
内容（意味・概要）
注意事項
評価　到達基準（作業時間・レベル等）

年　　月　　日（　　　　担当）作成
年　　月　　日（　　　　担当）改正

6 器材取扱いマニュアルの書き方

器材取扱いマニュアルは、機器の取り扱い方の方法をまとめたものと考えてください。

レントゲン、現像機、レーザー、オートクレーブ、カメラ、超音波洗浄機……

歯科には、きりがないほどに機器があります。

医療法の改正によって、機器管理は法律で定められています。使用説明書を読んで理解し、歯科医院での使い方、管理の方法を記入しておきましょう。

器材取扱いマニュアル　　項目

内容（意味・概要）
準備器材・収納場所・器材取扱い・作業時間
注意事項
評価　到達基準（作業時間・レベル等）

年　　月　　日（　　　担当）作成
年　　月　　日（　　　担当）改正

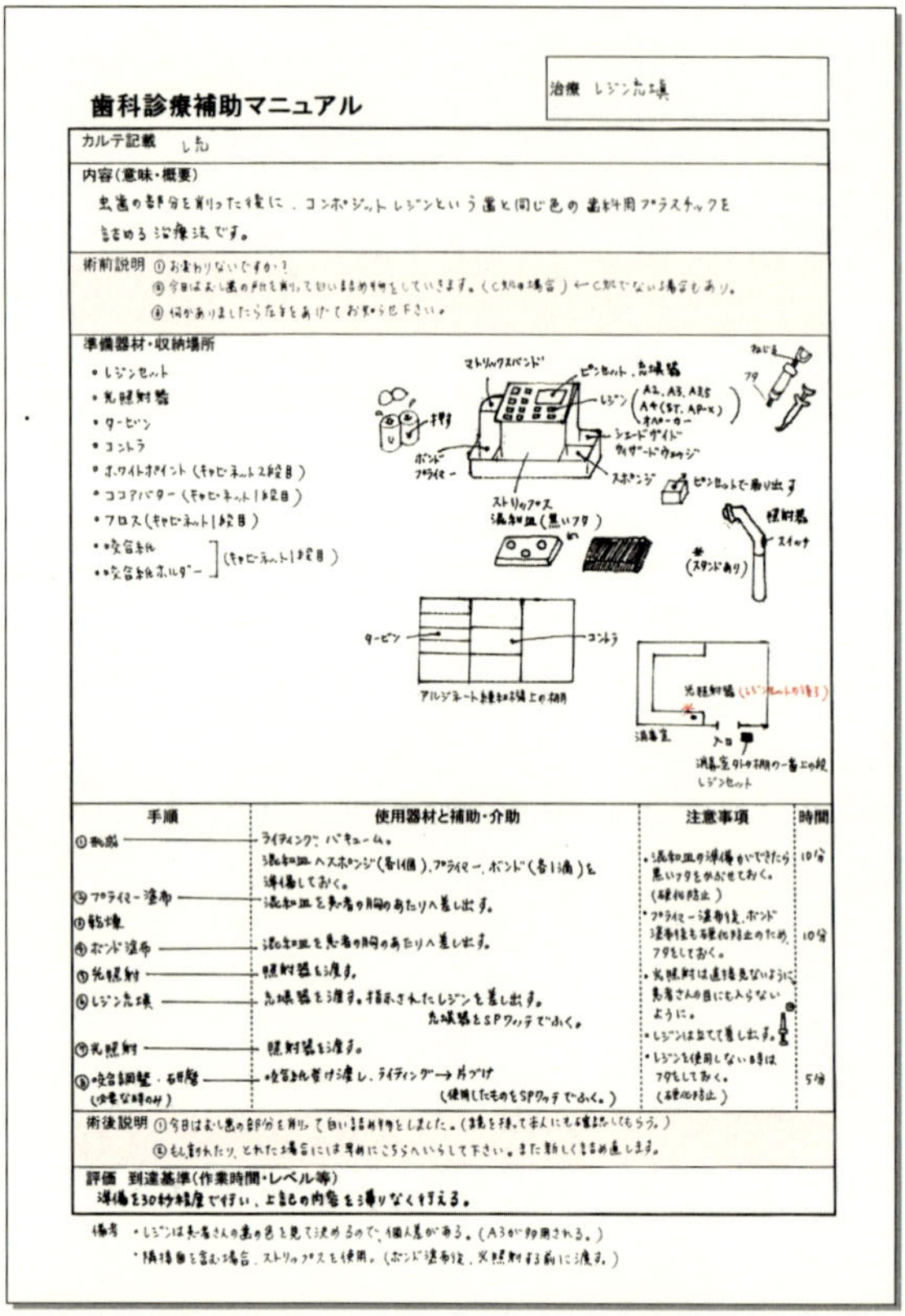

歯科診療補助マニュアル

治療　レジン充填

カルテ記載　レ充

内容(意味・概要)
虫歯の部分を削った後に、コンポジットレジンという歯と同じ色の歯科用プラスチックを詰める治療法です。

術前説明
①お変わりないですか?
②今日はむし歯の所を削って白い詰め物をしていきます。(C処の場合)←C処でない場合もあり。
③何かありましたら左手をあげてお知らせ下さい。

準備器材・収納場所
・レジンセット
・光照射器
・タービン
・コントラ
・ホワイトポイント(キャビネット2段目)
・ココアバター(キャビネット1段目)
・フロス(キャビネット1段目)
・咬合紙
・咬合紙ホルダー](キャビネット1段目)

マトリックスバンド
ピンセット、充填器
レジン(A2、A3、A3.5、A4(ST、AP-X)、オペーカー)
シェードガイド
ウィザードウェッジ
ボンド
プライマー
スポンジ
ストリップス
混和皿(黒いフタ)
ピンセットで取り出す
照射器
スイッチ
(スタンドあり)
ねじる
フタ
タービン
コントラ
アルジネート練和器上の棚
光照射器(レジンセットの横)
消毒室
入口
消毒室外の棚の一番上の段 レジンセット

手順	使用器材と補助・介助	注意事項	時間
①形成	ライティング、バキューム。混和皿へスポンジ(各1個)、プライマー、ボンド(各1滴)を準備しておく。	・混和皿の準備ができたら黒いフタをかぶせておく。(硬化防止)	10分
②プライマー塗布	混和皿を患者の胸のあたりへ差し出す。	・プライマー塗布後、ボンド塗布後も硬化防止のため、フタをしておく。	10分
③乾燥			
④ボンド塗布	混和皿を患者の胸のあたりへ差し出す。		
⑤光照射	照射器を渡す。	・光照射は直接見ないように患者さんの目にも入らないように。	
⑥レジン充填	充填器を渡す。指示されたレジンを差し出す。充填器をSPワッテでふく。	・レジンは立てて差し出す。	
⑦光照射	照射器を渡す。	・レジンを使用しない時はフタをしておく。(硬化防止)	
⑧咬合調整・研磨(必要な時のみ)	咬合紙を受け渡し、ライティング→片づけ(使用したものをSPワッテでふく。)		5分

術後説明
①今日はむし歯の部分を削って白い詰め物をしました。(鏡を持って本人にも確認してもらう。)
②もし割れたり、とれた場合には早めにこちらへいらして下さい。また新しく詰め直します。

評価　到達基準(作業時間・レベル等)
準備を30秒程度で行い、上記の内容を滞りなく行える。

備考　・レジンは患者さんの歯の色を見て決めるので、個人差がある。(A3が多用される。)
・隣接面を含む場合、ストリップスを使用。(ボンド塗布後、光照射する前に渡す。)

指導された人が作成すると、自分のできてなかったコトやわからなかったことを付け加えるのでよりわかりやすいマニュアルになります。

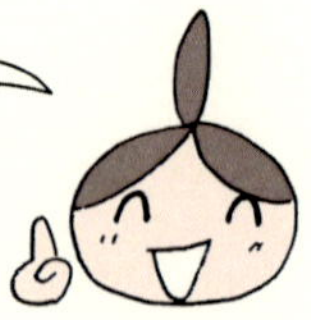

変更があれば、そのつど赤字や付箋を貼って修正して、常に最新のマニュアルに。

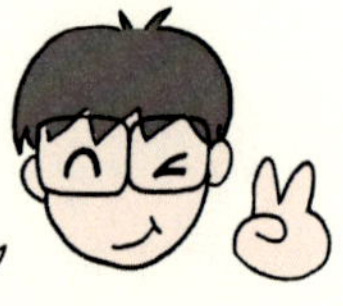

なぜその処置が必要なのか、赤で理由を付け加えました。

マニュアルを見れば、イラスト付きなので準備物の場所まで細かくわかりますので、新人でも1人で準備、片付けができます。

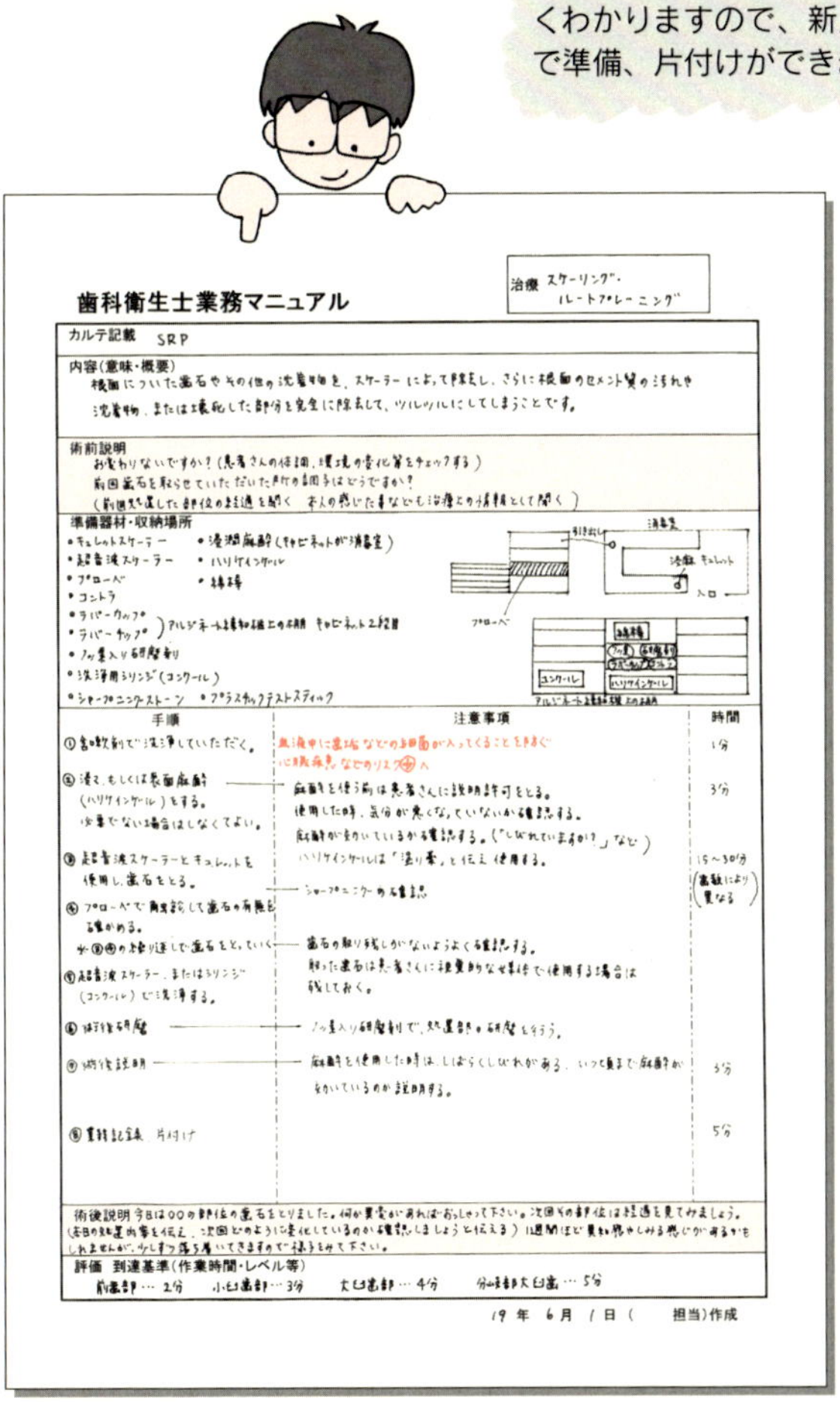

歯科衛生士業務マニュアル

治療 スケーリング・ルートプレーニング

カルテ記載 SRP

内容(意味・概要)
根面についた歯石やその他の沈着物を、スケーラーによって除去し、さらに根面のセメント質の汚れや沈着物、または壊死した部分を完全に除去して、ツルツルにしてしまうことです。

術前説明
お変わりないですか?(患者さんの体調、環境の変化等をチェックする)
前回歯石を取らせていただいた所の調子はどうですか?
(前回処置した部位の経過を聞く 本人の感じた事なども治療上の情報として聞く)

準備器材・収納場所
・キュレットスケーラー
・超音波スケーラー
・プローベ
・コントラ
・ラバーカップ
・ラバーチップ) アルジネート練和器上の棚 キャビネット2段目
・フッ素入り研磨剤
・洗浄用シリンジ(コンクール)
・シャープニングストーン
・浸潤麻酔(キャビネット消毒室)
・ハリケインゲル
・綿棒
・プラスチックテストスティック

手順	注意事項	時間
①含嗽剤で洗浄していただく。	血液中に細菌などの細菌が入ってくることを防ぐ 心臓病などのリスク㊥へ	1分
②浸潤、もしくは表面麻酔(ハリケインゲル)をする。必要でない場合はしなくてよい。	麻酔を使う前は患者さんに説明許可をとる。使用した時、気分が悪くなっていないか確認する。麻酔が効いているか確認する。(「しびれていますか?」など)ハリケインゲルは「塗り薬」と伝え使用する。	3分
③超音波スケーラーとキュレットを使用し、歯石をとる。	シャープニングの確認	15~30分(歯数により異なる)
④プローベで触診して歯石の有無を確かめる。		
※③④の繰り返しで歯石をとっていく	歯石の取り残しがないようよく確認する。取った歯石は患者さんに視覚的な媒体で使用する場合は残しておく。	
⑤超音波スケーラー、またはシリンジ(コンクール)で洗浄する。		
⑥術後研磨	フッ素入り研磨剤で、処置部の研磨を行う。	
⑦術後説明	麻酔を使用した時は、しばらくしびれがある。いつ頃まで麻酔が効いているのか説明する。	3分
⑧業務記録、片付け		5分

術後説明 今日は○○の部位の歯石をとりました。何か異常があればおっしゃって下さい。次回その部位は経過を見てみましょう。(本日の処置内容を伝え、次回どのように変化しているのか確認しましょうと伝える)1週間ほど異和感やしみる感じがあるかもしれませんが、少しずつ落ち着いてきますので様子をみて下さい。

評価 到達基準(作業時間・レベル等)
前歯部…2分 小臼歯部…3分 大臼歯部…4分 分岐部大臼歯…5分

19 年 6 月 1 日 (担当)作成

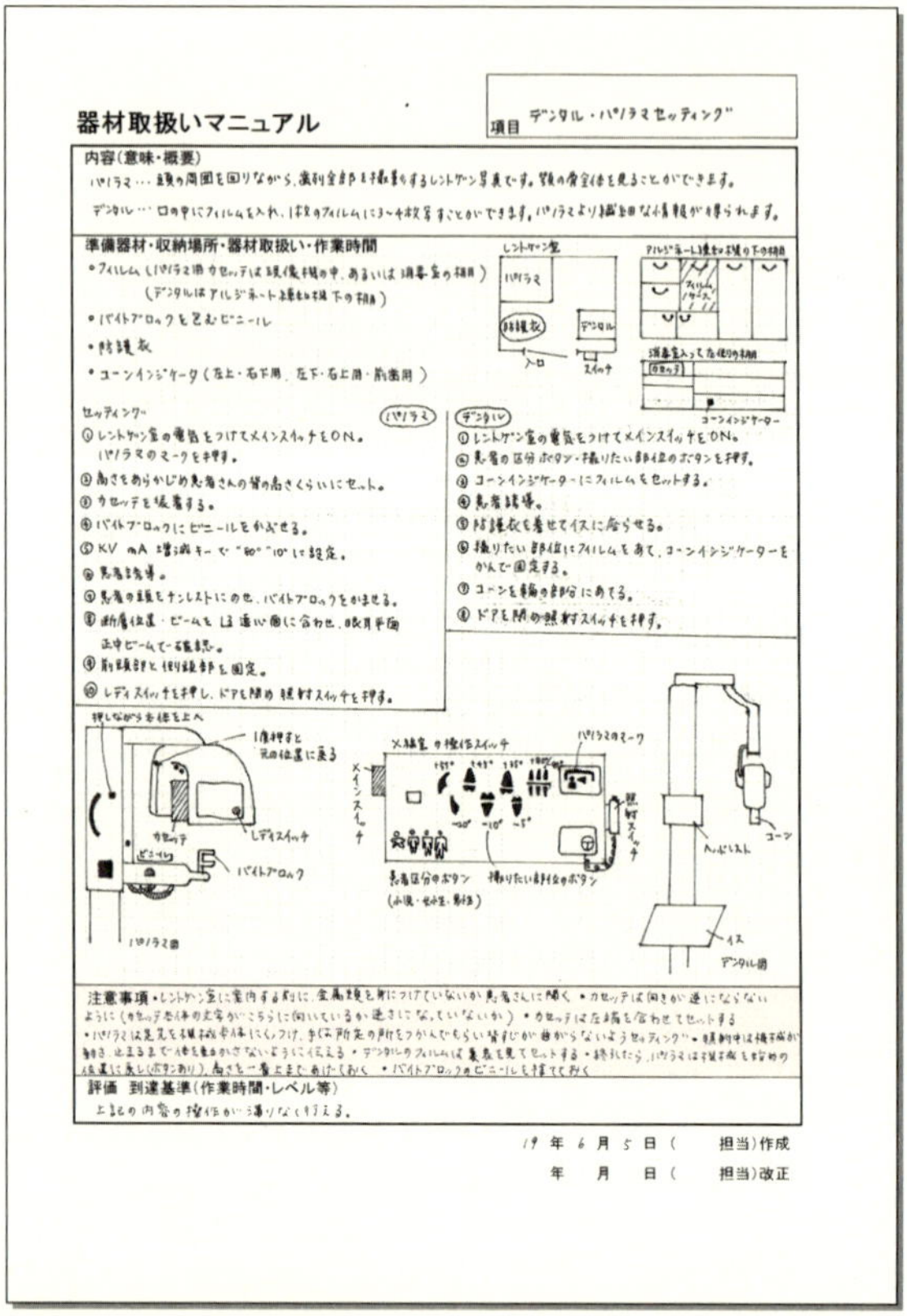

器材取扱いマニュアル

項目 デンタル・パノラマセッティング

内容（意味・概要）

パノラマ…顔の周囲を回りながら、歯列全部を撮影するレントゲン写真です。顎の骨全体を見ることができます。

デンタル…口の中にフィルムを入れ、1枚のフィルムに3〜4枚写すことができます。パノラマより細かな情報が得られます。

準備器材・収納場所・器材取扱い・作業時間

・フィルム（パノラマ用カセッテは現像機の中、あるいは消毒室の棚）
（デンタルはアルジネート練和機下の棚）

・バイトブロックを包むビニール

・防護衣

・コーンインジケータ（左上・右下用、左下・右上用・前歯用）

レントゲン室
パノラマ
防護衣
デンタル
入口
スイッチ

アルジネート練和機の下の棚
フィルム ケース

消毒室入って左側の棚
コーンインジケーター

セッティング

パノラマ

①レントゲン室の電気をつけてメインスイッチをON。
パノラマのマークを押す。

②高さをあらかじめ患者さんの肩の高さくらいにセット。

③カセッテを装着する。

④バイトブロックにビニールをかぶせる。

⑤KV mA 増減キーで“80”“10”に設定。

⑥患者誘導。

⑦患者の顎をチンレストにのせ、バイトブロックをかませる。

⑧断層位置・ビームを上顎犬歯に合わせ、眼耳平面正中ビームで確認。

⑨前頭部と側頭部を固定。

⑩レディスイッチを押し、ドアを閉め照射スイッチを押す。

デンタル

①レントゲン室の電気をつけてメインスイッチをON。

②患者の区分ボタン・撮りたい部位のボタンを押す。

③コーンインジケーターにフィルムをセットする。

④患者誘導。

⑤防護衣を着せてイスに座らせる。

⑥撮りたい部位にフィルムをあて、コーンインジケーターをかんで固定する。

⑦コーンを歯の部分にあてる。

⑧ドアを閉め照射スイッチを押す。

押しながら本体を上へ
1度押すと元の位置に戻る
カセッテ
ビニール
レディスイッチ
バイトブロック
パノラマ用

X線室の操作スイッチ
パノラマのマーク
メインスイッチ
照射スイッチ
患者区分のボタン
（小児・女性・男性）
撮りたい部位のボタン

ヘッドレスト
コーン
イス
デンタル用

注意事項・レントゲン室に案内する前に、金属類を身につけていないか患者さんに聞く ・カセッテは向きが逆にならないように（カセッテ本体の文字がこちらに向いているか逆さになっていないか） ・カセッテは左端を合わせてセットする
・パノラマは患者を撮影本体にくっつけ、手は所定の所をつかんでもらい背すじが曲がらないようセッティング ・照射中は撮影機が動き、止まるまで体を動かさないように伝える ・デンタルのフィルムは裏表を見てセットする ・終わったら、パノラマは撮影機を始めの位置に戻し（ボタンあり）、高さを一番上まであげておく ・バイトブロックのビニールも捨てておく

評価 到達基準（作業時間・レベル等）

上記の内容の操作が滞りなく行える。

19 年 6 月 5 日（　　担当）作成

年 月 日（　　担当）改正

デンタル、パノラマのマニュアルを作ってもらいました。絵が得意とのことでとても見やすくわかりやすいものができました。

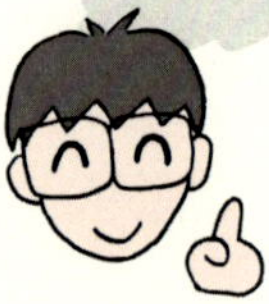

順番通りすると、間違いなくセッティングできる！

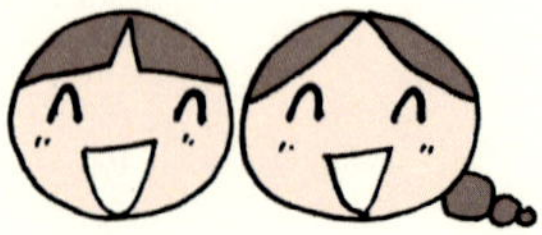

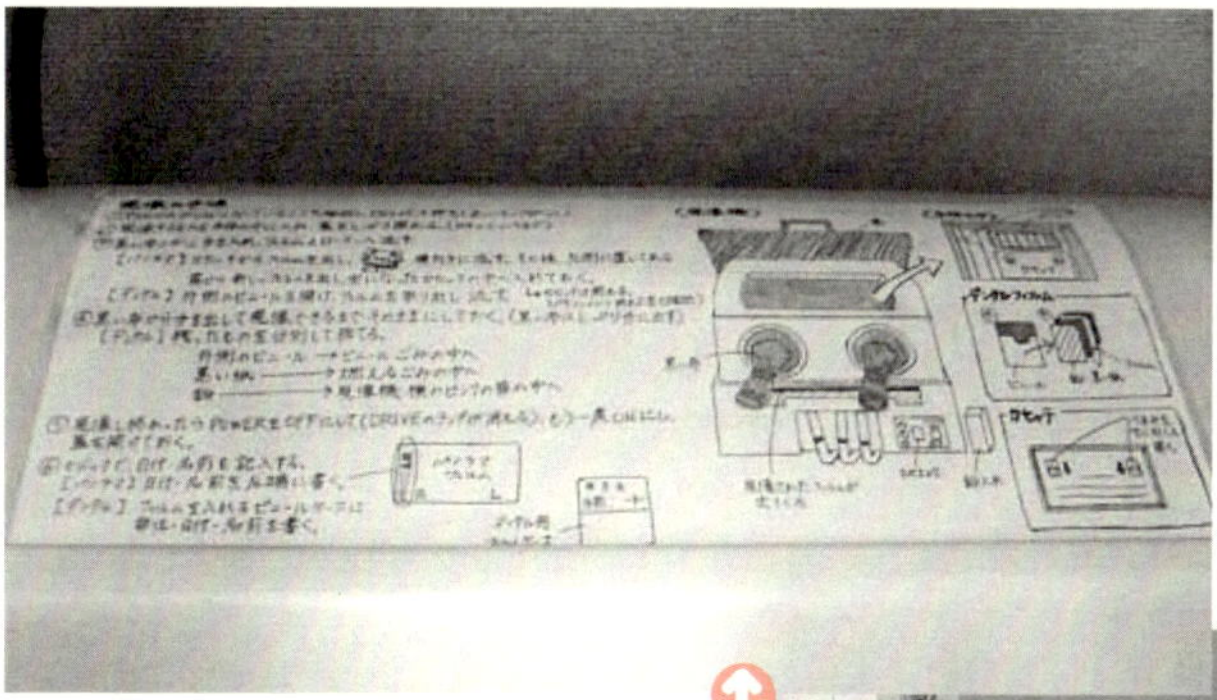

現像を確認しながら行える、
これぞ、学生さんならでは…

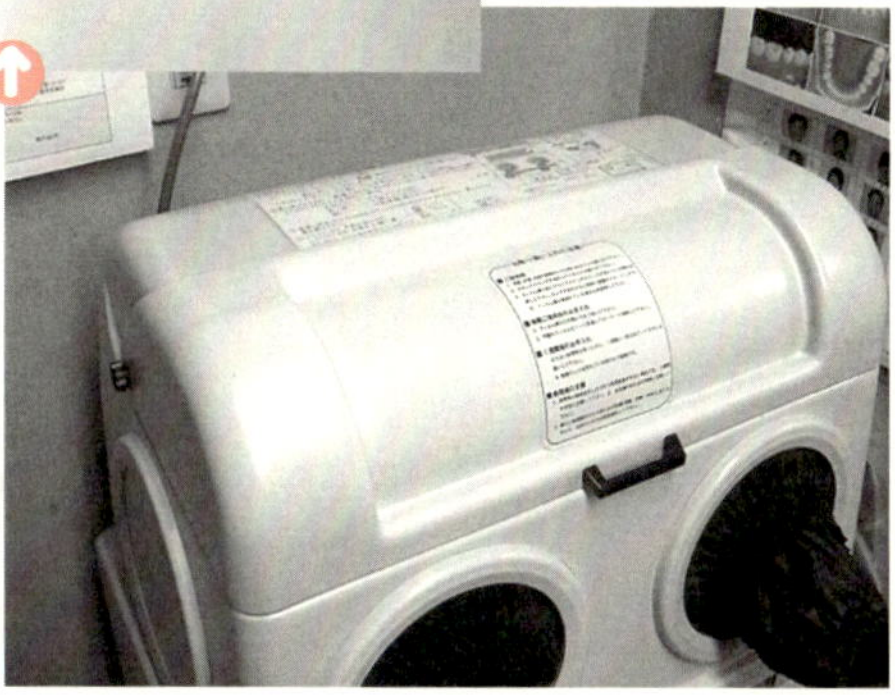

どうするのかなって
思ったところに直接
張り出す。

写真提供：橋本歯科クリニック

第6章

マニュアルは改善されるたびに進化する

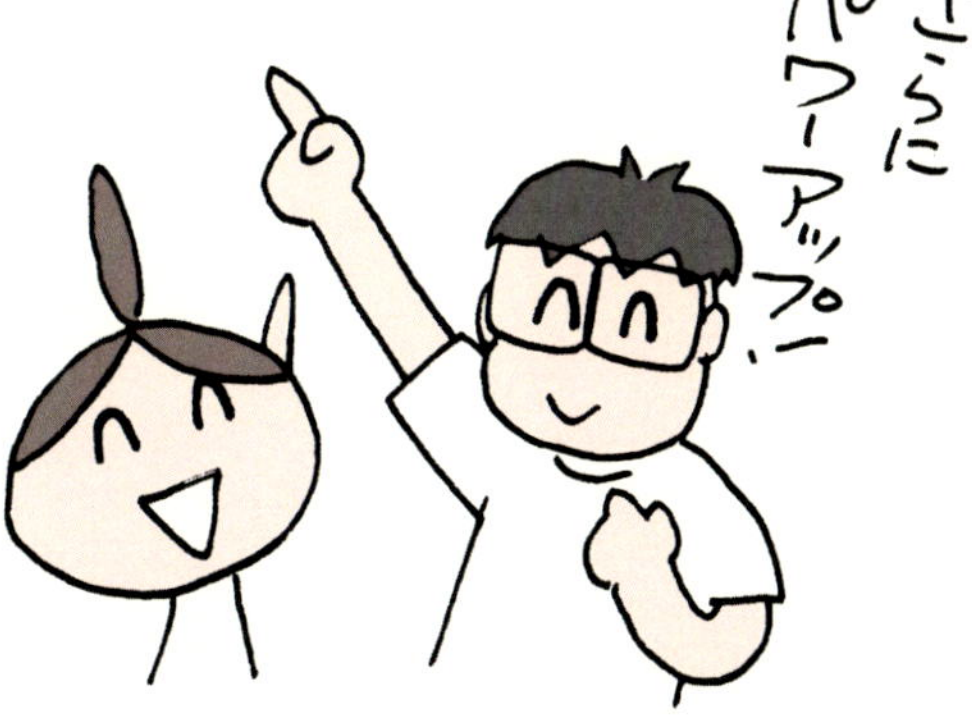

マニュアルの進化

マニュアルを作って業務を行っているみなさん。

これから、業務の改善に合わせてマニュアルを意識的に進化させていきたいと思います（**図1**）。

チームが一丸となって何かに取り組むには危機感と共通の目標が必要であることを、バーナードという学者は言っていました。（詳細は『歯科医院の活性化』143ページ）

したがって、マニュアル改正を通しても、いろんなトラブルが生じる可能性があります。

①日々の業務は、刻々と変わっている
②変化に合わせて、マニュアルは日々改正しないと使えなくなる
③改正されていないマニュアルはゴミになる

もしこの意識がなければ、

・前のほうがやりやすかったのに
・いつからそうなったん？
・誰が決めたん？

という他のスタッフの発言によってなかなか実行に移せなくなります。

図1　マニュアルの進化

1　作成	みんなでチェックしながら少しずつ
2　完成	おめでとう！　ひとまず仕事が視えるようになりました
3　業務改善	付箋に記入。正式な書き直しでなくて大丈夫。しかし変化は記録する
4　マニュアルの改正	マニュアルと業務がいつも一致する体制へ
5　マニュアルの改訂	定期的に正式に書き直して改訂する

混乱が予測される場合には、改善しようとする点をみんなの前で発言し、みんなで協議し、決定したことが議事録として残され、マニュアルの改正につながるようにしておきます。

何も不安に思うことはありません。要は理念に合っているかだけのことです。

このときに、みんなで話し合って結論が出たのですから、

「話し合った内容でマニュアルの改正をします」

と、発言しておきます。また、すべての業務は、それぞれに権限を与えて責任を持ってやってもらっているのですから、最終的には直接業務を行っている者のやりやすい方法を選択します。

マニュアルの改正を負担に思う人もいるでしょうが、業務改善の段階では、「改善点を付箋に記入して貼っておく」ことで十分です。

本当に軌道に乗ったときに、正式に書き直せばいいのです。

さて、マニュアルは、係を決めて、定期的に改訂します。

このときには付箋をはずし、書式を合わせて書き直していきます。

ときには、新人が入る二カ月前には、マニュアル全体の見直しをして、改訂します。

マニュアルと業務が一致している体制が、新人を伸ばして成長させる基本だからです。

改善は止まることがない

仕事は、改善を繰り返して進化していきます。

世の中の流れは早く、そのスピードに合わせて患者さんの希望や要望も当然変わっていきます。だから、その変化に対応する私達も当然変わらなければなりません。

「これが、うちの歯科医院のやり方だから」と変化を止めてしまうと、社会の変動にはだんだんとついていけなくなります。

世界のトップレベルである自動車メーカーのトヨタでは、年間百万カ所の改善をするそうです。従業員数で割ると、一カ月に一人二〜三の改善を提案し、実施していることになります。歯科医院はそれほど大きな組織ではありませんが、例えば全体で五人であれば、年間百カ所ほどの改善が進められるということです。これだけの改善が進められれば、毎回のミーティングはいろいろな意見が出て、それぞれの担当者からのいろいろな提案があり、歯科医院も変わってきたと実感することができるようになるでしょう。改善し尽くされた組織でさえ、血のにじむような努力をしています。私達にできないわけはありません。いつも自分自身を高めて新鮮な目を持ち、診療室を見渡し

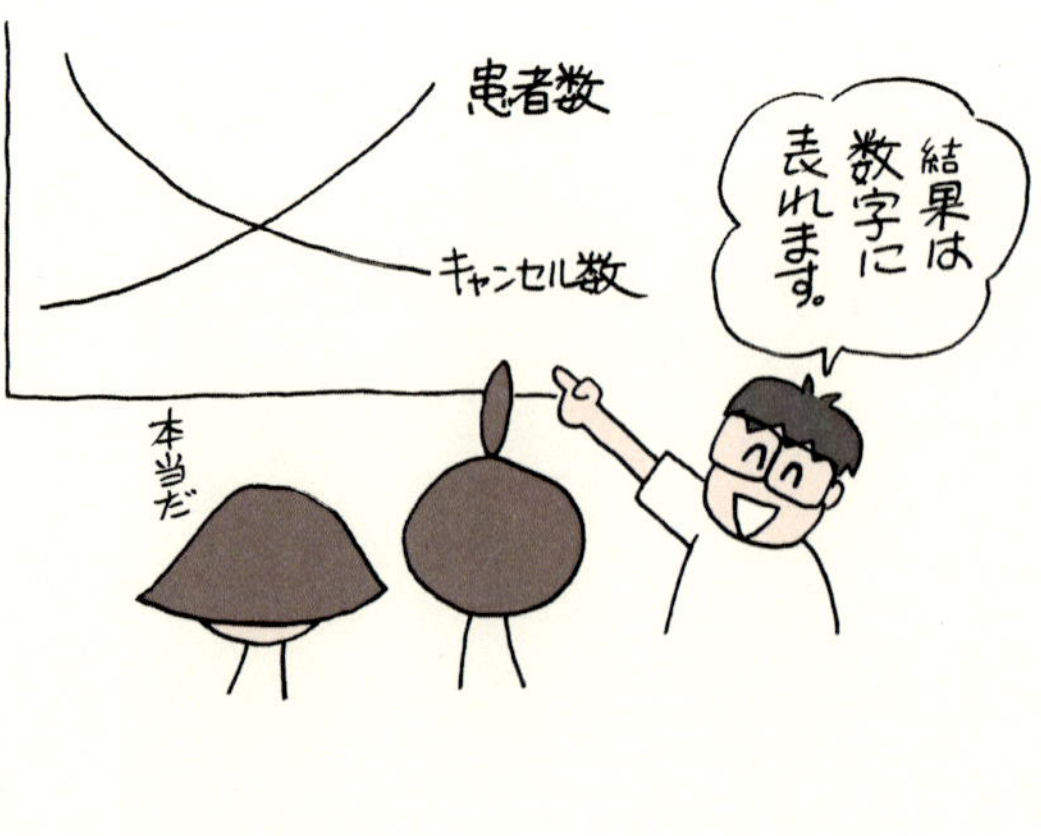
患者数
キャンセル数
結果は数字に表れます。
本当だ

ながら、もっとよりよい医療サービスを患者さんに提供するためにはどうしたらいいのかと自らに問い続けるのです。

結果は、私達の仕事の評価として患者さんが示してくれます。

それは患者数の変化だったり、リコール率の向上だったり、キャンセル数の減少だったりと確かな数字に表れます。私達は、その数字を自分達の成績表だと真摯に受け止め、日々の改善に取り組みましょう。

患者さんからの成績表として使う数字(1カ月ごと)

①患者数
②キャンセル数(率)
③リコール数(率)
④保険点数
⑤自由診療費
⑥雑収入(歯ブラシ etc)

自分達の実力を視るための数字

①患者さんを待たせる割合
②片付けに要する平均時間
③それぞれの処置に要する平均時間

数字は目標ではなく、いろいろ改善を行ってきている結果として受け止めます。

こんなことが起こる！

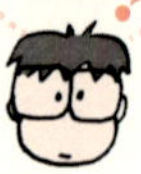

「マニュアルは必ず古くなる」

ある歯科医院では、以前、マニュアル作りを積極的にしていました。

とても努力して、書いている一ページずつに真面目に取り組んでいる姿が想像できます。

でも今は、そのマニュアルは、棚の中にしまわれたままです。

「どうしてみなさんがすぐ使えるような場所に置かないんですか？」

「あれはネ、前に勤めていたスタッフが書いてくれたものなのですよ。だいぶ古くなったからもう使えないでしょ」

「そうですか」

「あれほど一生懸命に作ったのに残念です」

「そうですね」


せっかく作ったマニュアルも、継承されずにいればタダのゴミになってしまいます。

何が足りないって？

理念ですヨ。組織としての文化がないと、マニュアルも、作る目的を達したら使われることはなくなります。

Check

マニュアルの見直しは改善のたびごとに行われる

□はい → この章は飛ばして読む。

□いいえ → この章をじっくり読みこむ。

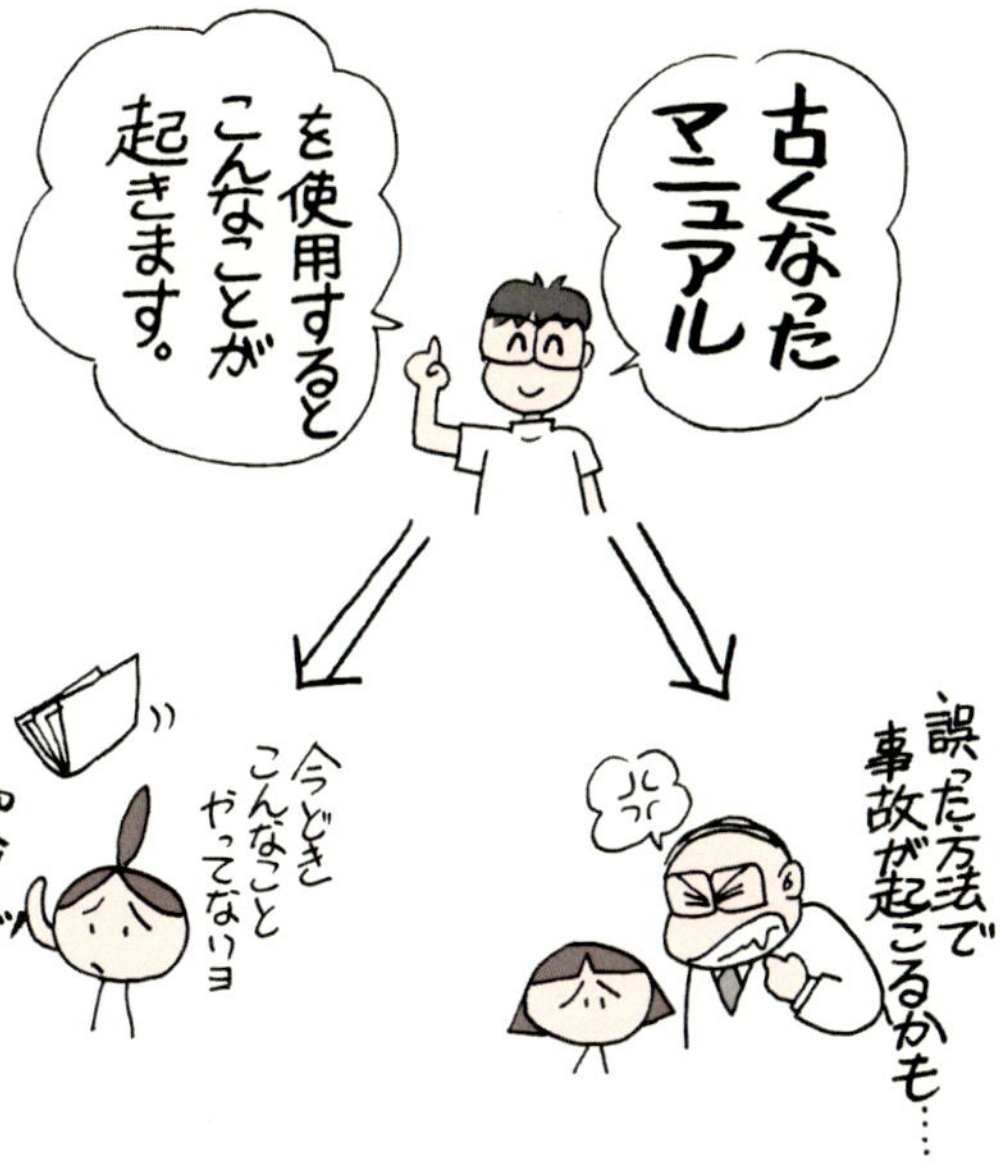
古くなったマニュアル
を使用するとこんなことが起きます。
今どきこんなことやってないヨ
ポイッ
誤った方法で事故が起こるかも……

どんなときに業務が変わるのかを意識しておく

業務が変われぱマニュアルを改正しようと思っていても、業務は、気付かない間に少しずつ変化しています。

この毎日微妙に変わっていることは、みなさんの業務を少しずつ混乱させています。

「今まで同じことをやっていても、注意を受けたことはなかったのに…」と思うことがあるでしょう。

私達は、業務は変化するものだと意識して行動することが求められるのです。

さて、どんなときに業務は変わってくるのでしょうか（**図2**）。

1 使っている機器、器具、システムが変わったとき

新しい機器類が入ってきたとき、担当となっているスタッフは、その使い方を使用説明書をよく読んで、みなさんの前で研修をする必要があります。

「エ〜、そんな時間ないし」

「やってるうちにわかるじゃん」

まあまあ、そう言わずに。医療法では、新しく購入されたものについては、「院内での勉強会を行い、その記録を残す」こととなっています。

法律通りに行動できていることが大切です。

購入したものが使い勝手がいいように、動線を考えながら置き場所も決めないといけませんネ。


マニュアルの改正をはじめましょう。

2 外部環境が変わったとき

私達が行っている歯科医療サービスは、保険という仕組みの中で動いています。

この保険の改正は毎年行われていますが、二年に一度はとても大きな改正です。

それぞれの専門性を持って対応しているところぐらいは知っておきたいものです。

さて、日本の人口は減少傾向に入っています。これからの五十年間で一億二千万人が八千万人まで減っていくと予測がされています。したがって、例外なしに、自分達の住んでいる地域も今後大きく変化していきます。

患者層も変わり、その地域の特性や主となる年齢層に合わせて、歯科医療に求めるものも変わっていくと思われます。その状態に合わせて、業務も変わるはずなのです。

そうしたら、マニュアルは改正です。

図２　業務の改善

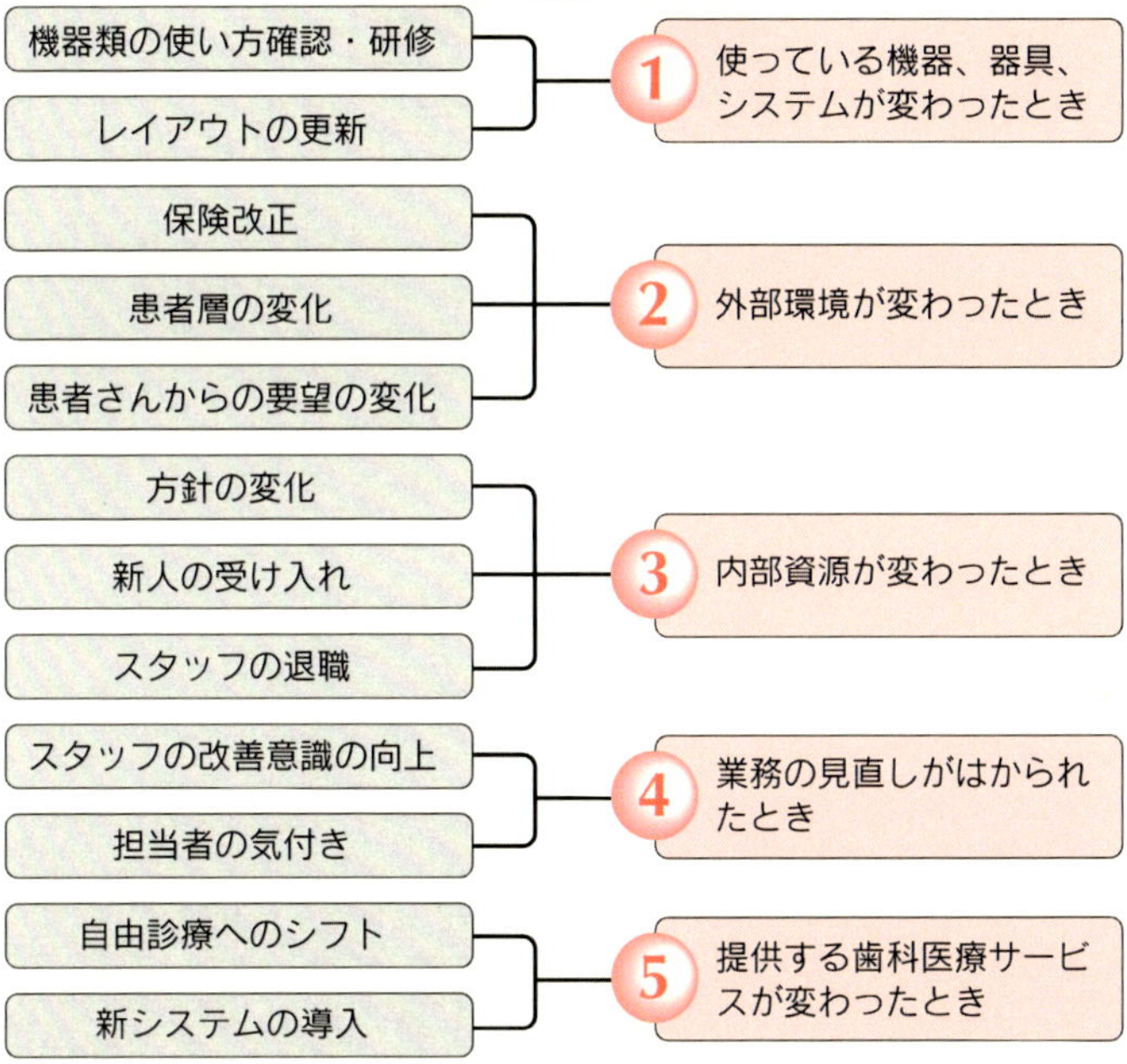
機器類の使い方確認・研修
レイアウトの更新
1 使っている機器、器具、システムが変わったとき
保険改正
患者層の変化
患者さんからの要望の変化
2 外部環境が変わったとき
方針の変化
新人の受け入れ
スタッフの退職
3 内部資源が変わったとき
スタッフの改善意識の向上
担当者の気付き
4 業務の見直しがはかられたとき
自由診療へのシフト
新システムの導入
5 提供する歯科医療サービスが変わったとき

③ 内部資源が変わったとき

歯科医院の理念に沿って組織は動いているでしょうか。

外部環境の変化に合わせてビジョンは見直されますし、戦略・戦術も改められます。

また、歯科医院は女性の多い集団ですから、結婚や出産、育児や、介護などで働く体制も変わり、時には休職や退職する場合も出てきますし、それに伴い新人受け入れが必要となります。

いつでも、内部資源は変化するのが常なのです。

その状態に合わせて、業務も必ず変化します。


さて、マニュアルの改正です。

④ 業務の見直しがはかられたとき

毎朝の朝礼や毎日のミーティングで問題が出てきたとき、患者さんからのクレームがあったときに、日々業務は改善されていくはずです。

個々人のレベルでの改善もあるでしょうが、全体としての取り組みで変化させることもあるでしょう。

変わったと感じとれる体制こそが必要です。


さあ、マニュアルの改正です。

5 提供する歯科医療サービスが変わったとき

日々改善が繰り返されている組織には、単純化と効率化がはかられていますから、余裕があります。

改善が繰り返されることが普通の状態になっている歯科医院では、「時間が止まっているように見える」と言われるほど、スタッフの動きにムダがなくなります。

そうすると、余裕のある時間が生まれ、歯科医院としての独自性の強化が行えます。

保険制度自体が大変厳しい時代です。

歯科医院の独自性を持つことが、何があっても崩れない組織に成長させ、ひいては経営の安定にもつながることになるのです。

がんばろう！

こんなことが起こる！

「問題は改善の芽」

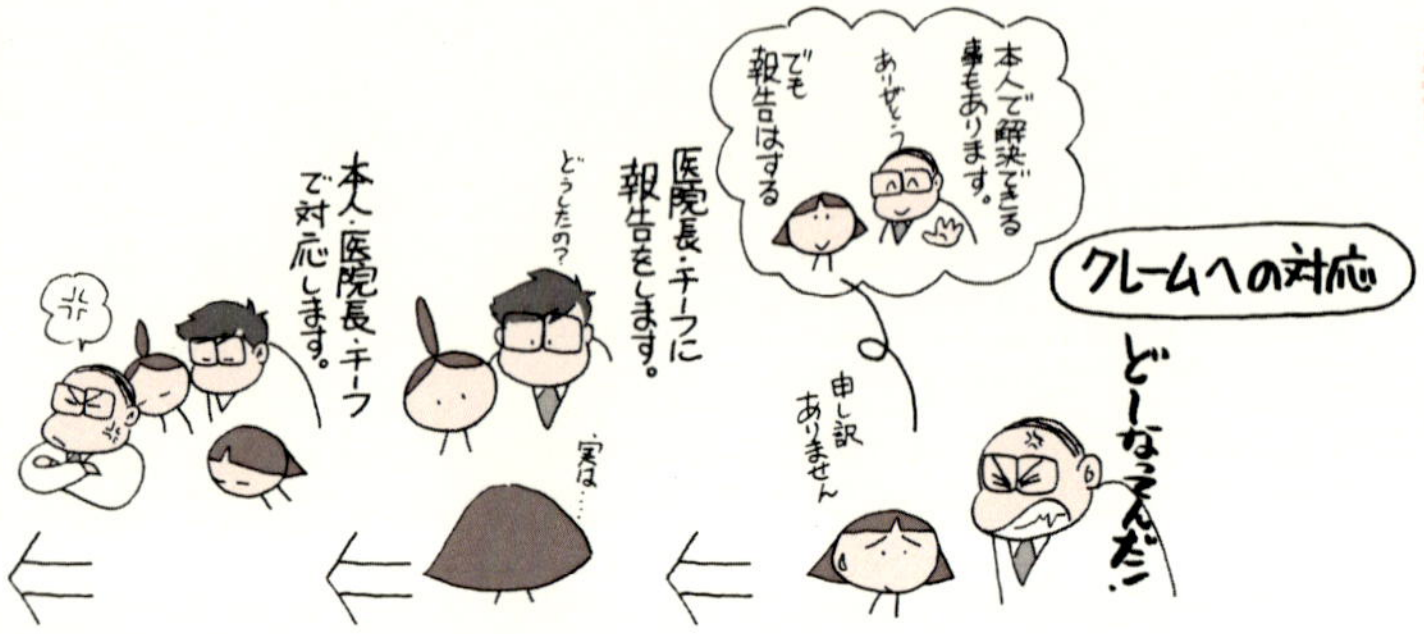

クレームへの対応
どーなってんだ！
申し訳ありません
本人で解決できる事もあります。
ありがとう
でも報告はする
医院長・チーフに報告をします。
どうしたの？
実は……
本人・医院長・チーフで対応します。

①クレームこそ情報の共有を

ある歯科医院では、情報をみんなで共有しています。どの歯科医院でも、やっているると思われるでしょうが、患者さんからのクレームをその日のうちに、すべてのスタッフに伝えているかというとそうとは限りません。

「この情報は、可哀そうだから本人には伝えないほうがいいだろう」と、推測のうちに封印してしまう場合がないでしょうか。そのようなことがあると、知っている人は数人であって、その本当の原因を探すことも対策を立てることもできません。どのようなクレームであっても、事実としてみなさんに伝えるべきでしょう。

②ある日の出来事

歯科医院でこんなことが起こりました。

患者さんへの対応時に電話がかかってきました。

受付は、患者さんとの対話を一時中断して「しばらくお待ちい

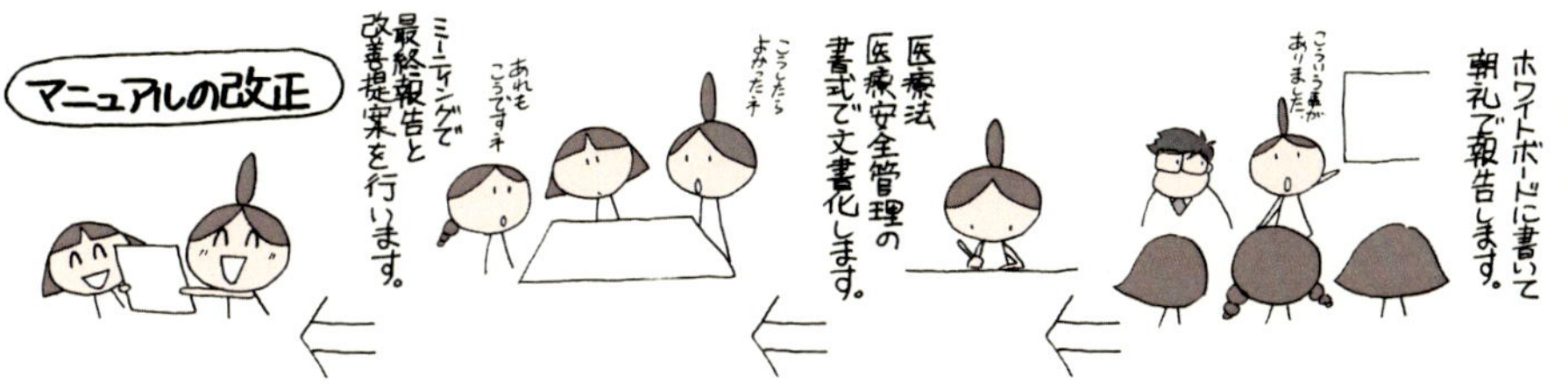

ホワイトボードに書いて朝礼で報告します。
こういう事がありました
医療法
医療安全管理の書式で文書化します。
こうしたらよかったネ
あれもこうですネ
ミーティングで最終報告と改善提案を行います。
マニュアルの改正

ただけますでしょうか」と言って、電話をとりました。相手の名前を確認したあと、「後ほど、こちらからお電話してもよろしいでしょうか」と言って、いったん切り、患者さんとの対応に戻りました。普段ならあることです。しかし、電話を一時切って対応させていただいた患者さんから、受付の対応が悪いとクレームが入りました。

さて、歯科医院側の対策です。

まずは、受付は、ホワイトボードのクレームの欄に、「○月○日○時○○様より電話、受付の電話対応で、クレームあり」と記入します。

すぐさま、担当チーフと院長に報告して、対応策を確認します。

ここでは、院長が対応できる場合は、すぐに患者さんへのお詫びを入れるという決まりがあります。難しい場合は、担当部署のチーフが対応します。

「大変失礼いたしました。担当者から、私どもの対応で不十分な点があり、○○様からお叱りを受けたと報告を受けております。今後は、ご迷惑をかけないように十分に気をつけてまいりますので、今後もよろしくお願いいたします」と、お詫びを入れます。患者さんから「そんなにご丁寧に対応していただいて…」と恐縮されるぐらいの丁寧な対応をします。

さて、当日はそこまでです。翌日の朝礼時には、全員にクレームの内容とそのときの対応が報告され、加えて根本的な改善を次のミーティングまでに考えておくようにという宿題が出されます。ちょっとしたことに、指摘をしていただける患者さんは、歯科医院の改善を進めるという情報をくださいます。


この歯科医院では、電話のコールが三回続いたら、受付だけではなく、誰もが電話に出られるようにするという決まりを作りました。

そのために、電話対応のマニュアルの見直しが行われ、すべてのスタッフの電話対応実習が院内研修として実施されました。

さらに、これらの改善は、クレームの内容を含めて医療法に定められた「医療安全管理の報告書」に、担当者が記入します。

また、今まで使ってきたマニュアルの一部改正をその部分のマニュアル作成者が記入することになっています。

一つのクレームが、歯科医院の業務システムの改善につながります。失敗は、個人の資質に問題があるのではなく、システムそのものに問題が隠されている場合が多いのです。

さて、こんなことも、起こります。

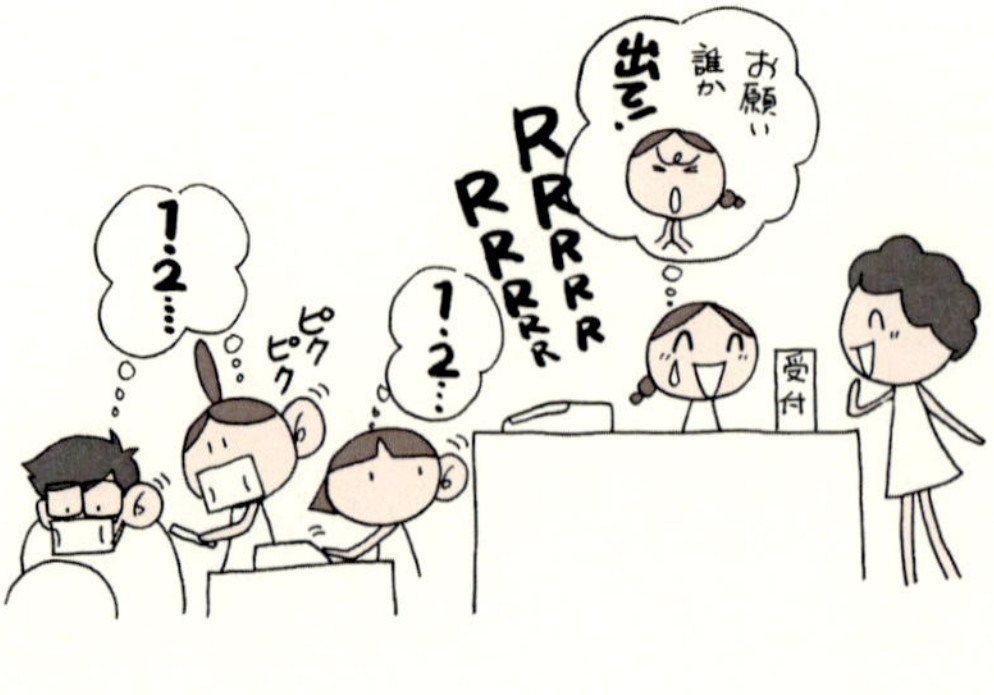

こんなことが起こる！

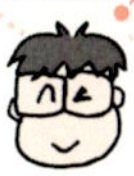

「困ったときにはマニュアルを見直す」

ある朝のこと、痛みがあるという患者さんが来られました。

この歯科医院では、基本的には予約制です。

まだ新人だった受付は、

「予約で待ってらっしゃる患者さんがいらっしゃいますので、少しお待ちいただきますがよろしいですか？」

と、対応しました。

「待つの？ 首のリンパまで腫れとるんよ。なんとかならん？」

「そうはおっしゃいましても、ただ今予約の患者さんが…」

「それならいいわ。よそ行くけん」

「申し訳ございません」

受付は、一区切りついたときに先生に報告しに行きました。

「そりゃいけん。その患者さんは昔から来てくれているうちの患者さんなんよ。どうしてそのときに言わんの？」

「すみません」

「もう」

「お忙しくされていたので…」

ということで、院長が私に言われました。

「受付の新人は成長が遅いのではないか」と。

「そうですか。それでは確認してみましょう」

受付は、「先生に確認しようと診療室を見ても、どうも忙しくされているし、どうしよう、と思っている間に帰られて…」と、反省していました。

そのときにはチーフも状況を把握していて、

「先生が忙しくされているときは、副院長や私に言ってくれたら、どうにかなるから」と、教育したと報告がありました。

「これはクレームだね。記録は？」

「クレームの報告書は出してもらっています。私が言ったように対応するようにと解決策が出ています」

「さすがやネ、チーフ。ところでこれはマニュアルになってるの？」

「作ったはずですが…」

「見せてくれる？」

「ハイ。」

……確認……

「アラッ、急患対応の診療室内の動き方はありますが、受付の動きはまとめてないですネ」

「そうか。受付マニュアルの中にも急患対応いるよネ」

「申し訳ないです。きちんと新人に説明できてなかったです」

「そうだネ。新人の成長が遅いのではなく、新人がスムーズに対応できるシステムができてなかったってことか」

「ハイ、そうです。ミーティングで問題提起して話し合う必要がありますネ」

「その通り。先生にも改めて時間を取ることを了解取っとかないとネ」

「ハイ」

……院長先生から……

「小原さん、急患対応の受付マニュアルがなかったって？」

「確認しましたら、そうなんです…」

「そうか…。ボクは悪いことを言うてしもうたネ。新人に能力がないような言い方して」

「そうですか。どうされます？」

「まずは謝ろう。そしてみんなで話し合おう」

「わかりました」

その日のミーティングは、このシステムを流れ図を使って確認。

マニュアルの作成は、新人が担当。

併せて、問診票を作り直すことになりました。

受付で十分に状況を把握して、先生に相談できるようにです。

この対策には二週間の時間が与えられました。

新人受付もホッとした顔をしています。

「すまんな、○○さん。これからは混乱がないじゃろう。がんばってくれーの」

「ハイ」

理念で一丸体制を取っている歯科医院では、一つのクレームが、システムを整備し、マニュアルを作り、新人を成長させます。

クレームなんか怖くない!!


マニュアルに沿った業務の中で、困ったときはこう考えます。
①**それは歯科医院の理念に一致しているのか**
②**理念に合った行動は何なのか**
③**自分はどのようにしたいのか**
④**なぜそういう流れで対応するのか**
マニュアルは文字でしかありません。

しかし、マニュアルの背後には、組織としての「文化」があります。

さあ、患者さんの対応だけでなく互いの協力体制を守るためのマニュアルもあるでしょう。

こんなことが起こる!

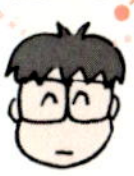

「組織の常識を作っていく」

①チーフの欠勤

ある歯科医院におじゃましました。

院長が、朝から少し怒っていらっしゃいます。

「小原さんが来るときには、早出の人は八時半には来るように言ってあるんだが…」

そろそろ八時三五分です。

「ちょっと待っててください。電話をしてきますから」

私は、しばらく院長が戻られるのを待っていました。

「やっぱり、忘れていたみたいです。チーフなのに困ったものです」

「そうですか」

しかし、その前に、私は院長から次のように聞いてきました。

「先日、チーフはお祖母さんが亡くなられて休んだんですヨ。今はシステムができているから、一人休んでもなんとか乗り切れますヨ」

実は、お祖母さんが亡くなられてお葬式があった次の朝のことでした。

「おはようございます」

チーフは、院長の前を言いながら通り過ぎました。

「一言もないでしょう。困ったものです」

「そうですネ。ちょっと話してきましょう」

…………

「さみしくなられましたネ」

「はい」

「昨日はお休みだったの？」

「はい。みなさんに迷惑かけました」

「そうか。お互い様だからネ。もう大丈夫？」

「ハイ」

「ちょっと気になったんで、ゴメンネ。朝ね、最初に来たときに院長に一言あってもいいかもしれない。昨日はお休みをいただいて…って。また、今朝もご迷惑かけましたって」

「あ～、朝礼のときに言おうかと思ってました」

「そうか、そうだったんだネ。でもネ、今回はちょっと考えてみて。朝礼は全体への情報の共有の時間だから、業務の一環なんだよネ。でも挨拶は個別だから。一人ずつに言ったほうが、気持ちが伝わってわかりやすい。そのうえで、全体の場で言うとさらに気持ちが伝わって、みんなが協力しようという気になる。チーフは大変だよネ。みなさんのお手本だから…」

「そうですヨネ。気がつきませんでした」

…………

「小原さん、どう思う？ 彼女自覚がないでしょう？」と院長先生。

「先生、彼女に教えてあげる人がいないのが問題かと思います」

「だって、常識じゃないですか」

「それは、先生にとっての常識なのかもしれません。人は、育てないと育ちません。この場合、DHであり年上である奥様が「大丈夫？」と先に声をかけられ、「院長先生も心配していたから一言挨拶しておこうネ」と言われたらよろしかったかもしれません。一度ゆっくりみなさんと話をしましょう」

「そやネ。この後のミーティングで話をしよう」

②互いに助け合おうとする文化

……ミーティング……

「今日は、みなさんと一緒に考えておきたいことがあります」

「ハイ」

「昨日ね、チーフはご家族にご不幸があってお休みになられました」

「ハイ」

「私は一つだけ残念なことがあります」

「…？…」

「チーフは、今日は朝の当番だったそうです。この当番制は先週決まったばかりで、まだ軌道には乗っていないようです。その中で、悲しい、寂しい事情でチーフは昨日休まれました。みなさんは、次の日の朝番はチーフだって気付いていましたか？『今日の明日ですから、朝番は私が出ますから大丈夫です』という声が、どうしてみなさんから出ないのかなということが不思議です。私達は、女性の集団です。今回のことだけでなく、いろいろなことで職場に迷惑をかけることがあります。お互いに助け合う気持ちがないと、安心していい診療は患者さんに提供できません。どう思いますか、副チーフ」

「チーフ、すみません。気がつかなくて」

「いいの、いいの。私も迷惑かけて」

「先生、今回は、新しいシステム導入時で軌道に乗っていなかったこと、少しのトラブルが起きたときのフォローの方法、互いにどのように助け合うかという対処法が明確になっていなかったようです。この歯科医院は、スタッフのみなさんが素晴らしい。互いの関係は、何かあるたびに話し合って作り上げていきましょう。この朝番の件は小さいことですが、マニュアルにも加えておこうネ」

「ハイ」

「それでは、いつものミーティングを開始しましょう」

毎日、診療室では小さな出来事が起きます。
問題が出れば、改善点として取り組みましょう。
それが歯科医院の文化となるはずです。

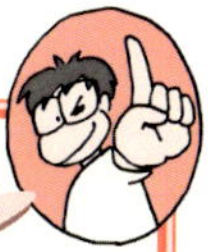

Check

常識がないと思われがちなスタッフの行動に隠れているもの

①言いにくい雰囲気
②ちょっとした思いやりのなさ
③余裕のない業務
④トラブル時のルールなし

思い当たる点がある

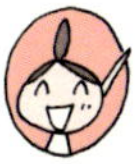

□はい　↓　システム作りやマニュアル作成で解決できる。

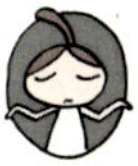

□いいえ　↓　一緒に仕事するのは難しいかもしれないネ。

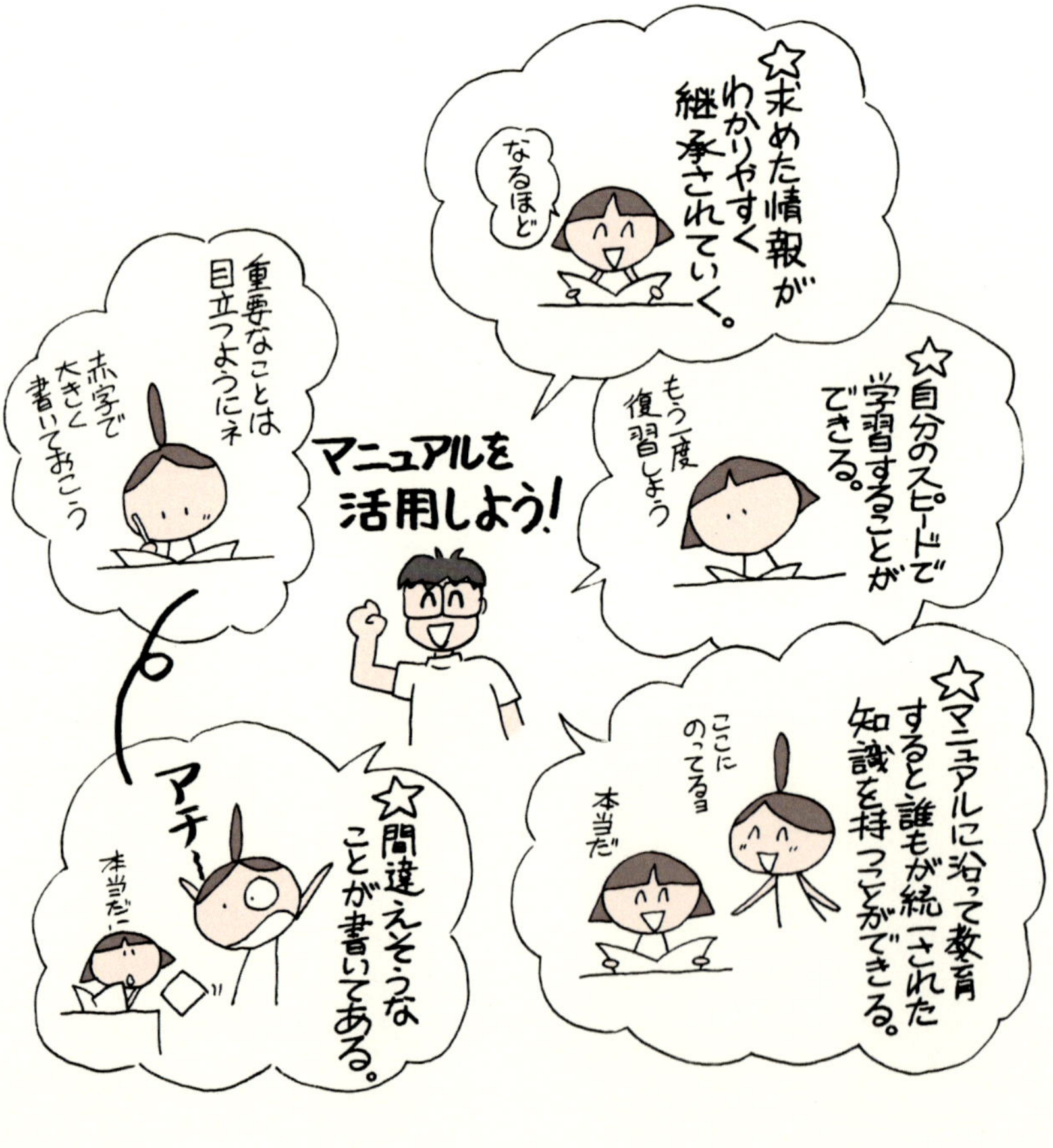

マニュアルを活用しよう!
☆求めた情報がわかりやすく継承されていく。
なるほど
☆自分のスピードで学習することができる。
もう一度復習しよう
☆マニュアルに沿って教育すると誰もが統一された知識を持つことができる。
ここにのってるヨ
本当だ
重要なことは目立つようにネ
赤字で大きく書いておこう
☆間違えそうなことが書いてある。
アチ～
本当だ～

消毒室に、はり出して、見ながらでも、消毒できるシステムへ

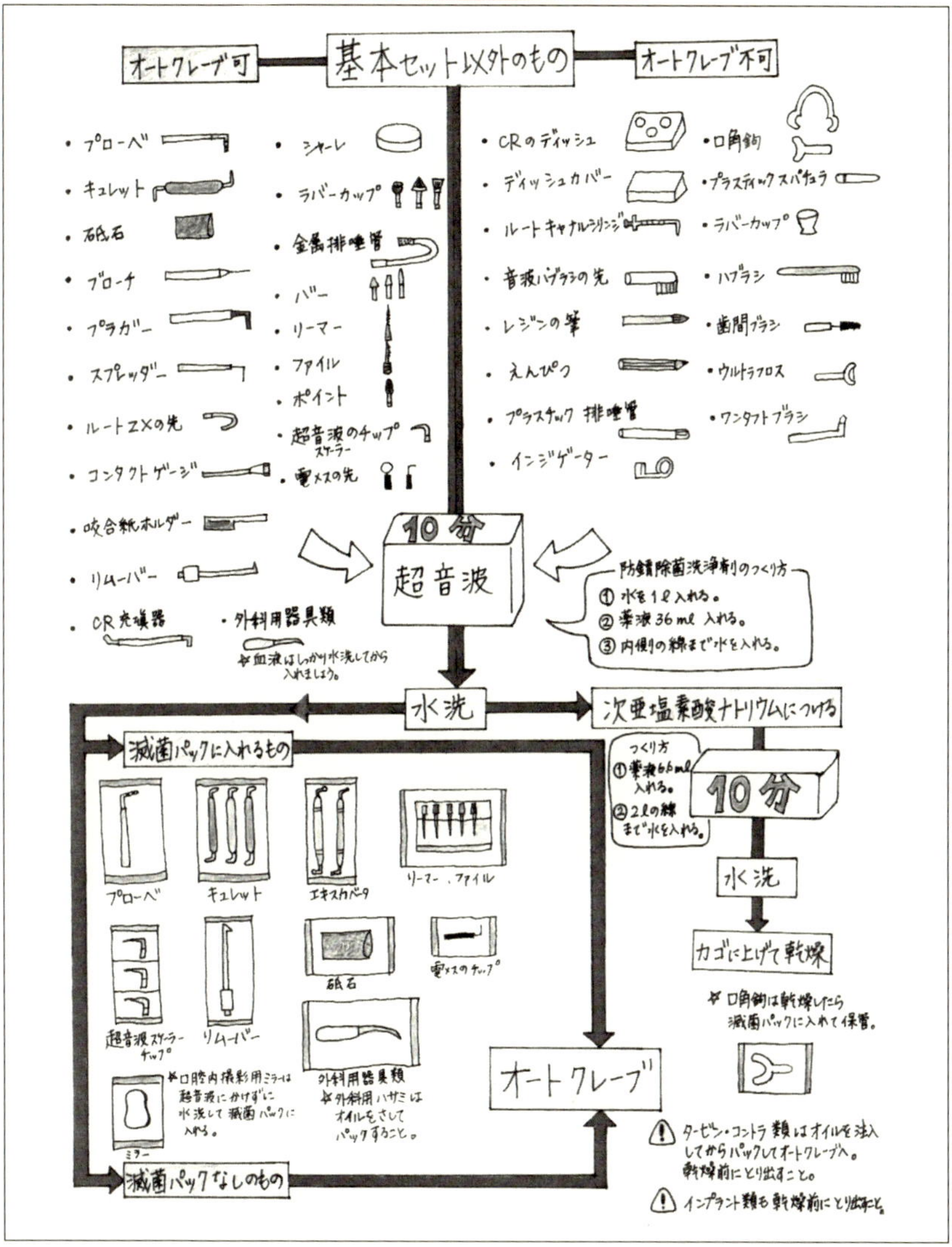

資料提供：伊藤歯科クリニック

第7章

マニュアルはマネしてもダメ

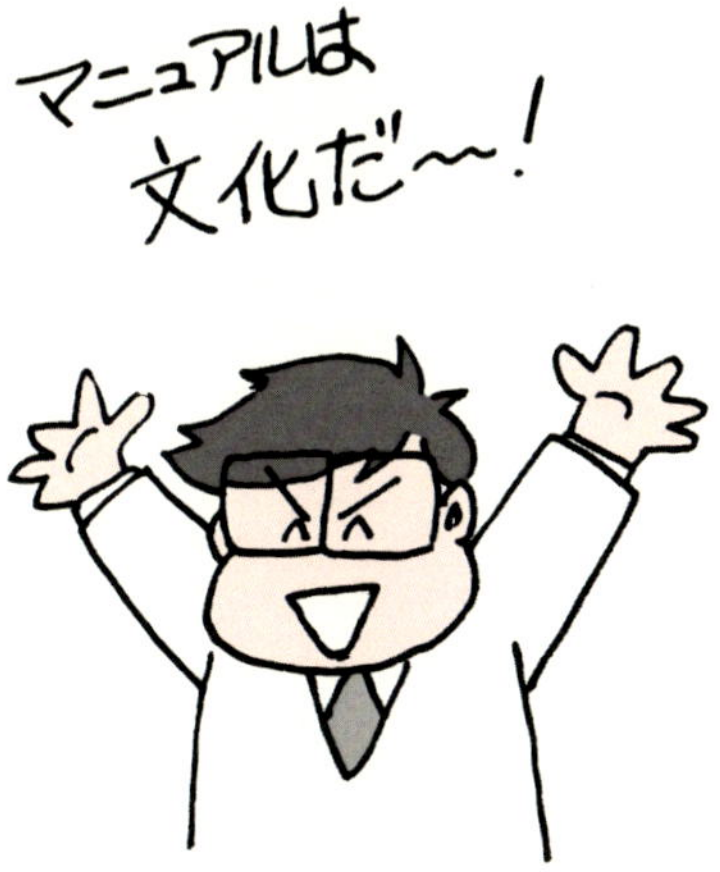

なぜ見学を受け入れたほうがよいのか「経営学の歴史は語る」

マニュアル作成が終わり、チームが一丸で動き出すと、明らかに互いの仕事が理解でき、診療室に柔らかな空気が満ち溢れます。

プロ意識を持った集団だからこそ感じとれる、落ち着いた診療室の雰囲気です。この変化は患者さんにも伝わり、活気のある歯科医院となってきます。

そうすると、「あなたの歯科医院に見学に行きたい」と希望される人が出てくるでしょう。

そんなときは、ぜひとも見学者を受け入れてください。

自分達の歯科医院が他から見られているという状況が、ほどよい緊張感を生み、組織の成長につながるからです。

1 人は認められると成長する

経営学は非常に歴史の浅い学問であり、百年ほどの歴史しかありません。

これは経済現象を研究する「経済学」とは異なり、組織の経営にかかわる経済的・人間的・技術的側面を研究対象としています。

一九一〇年代、アメリカのテイラーが「科学的管理」を提唱したことから始まりました。どのような作業環境が効率を上げるのかを追求する人間工学です。温度や湿度、照明など、環境によっていかに効率が上がるのか。この研究は近代経営学の礎を築いたとされています。ここまでは私達にも理解できます。

しかし、一九三〇年代に経営学に大革命が起きました。

きっかけは、メイヨーやレスリスバーガーが行った「ホーソン実験」です。

作業条件を変えながら実験が繰り返される中で、研究者達の予測できない現象が起き始めました。作業条件を変えるたびに、一貫して生産性が上がっていったのです。最初の劣悪な条件のもとに戻しても、その生産性は落ちませんでした。

結論はこうです。

「実験に参加した人達は、自分達が工場の中から選ばれた人材であり、注目されているという意識が効率を上げた」

この実験以来、複雑な人間という存在をどう捉えるかという点で経営学は進歩していきます。

一九六〇年代以来、仕事へのモチベーションに関する研究がなされ、ハーズバークの「動機づけ―衛生理論」が提唱されました。現在においても、最も数多く繰り返されている調査研究の一つと言われています。

（詳細は、『歯科医院の活性化』205ページの「組織のモチベーションを上げる」）

知っているのと知らないのでは大違いですネ。

こんなことが起こる！

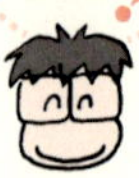

「マニュアルを作る目的」

この歯科医院のマニュアルはすごい。

すべての業務をマニュアルにするまで三カ月。その後、改善を繰り返している。

歯科衛生士学校の実習生を受け入れているので、マニュアルの改正をたびたび行う。学生が書くイラストやコメントが、スタッフが書くよりもわかりやすいからだ。

「初心者にでもわかる〝モノ〟を」ということでマニュアルは進化している。

今日、この歯科医院に伺うと、担当者から言われた。

「このメール、どう思います？」

「何かな」

「マニュアルの書き方を資料で送ってくださいと書いてあります」

「ホ〜、知ってる人？」

「研修会で会って、名刺交換はしました」

「なるほど。自分はどう思うの？」

「小原さん、うちのチーフと同じこと聞きますネ」

「そうか」

「ちょっと気になる文面があります。忙しくて行けないから、メールで送ってほしいというところです」

「そうだネ。いずれ本が出るので、この情報はオープンにするけれども、作るときの姿勢だネ」

「ハイ。変革を始めていると書いてありますが、私達にはわかりません」

「そうよネ。これは組織同士としての対応だネ。院長レベルで、まずは話をしていただかないと。現場で対応するものではないよネ。組織には文化があるんよ。そして、変革には順番がある。理念に則って組織は動くんだよネ。マニュアルを作る目的で動くと、この時期の仕事は増えるから、ストレスがかかってくる。ましてや、作ってしまえば目的は完了するので、活用に至らない。マニュアルは、みんなの行っていることを、まずは出してみるにすぎないものネ」

「確かに。明日、電話して説明します。順番を守ること、きちんと院長レベルの話でお願いしてもらうように。そして、全体で進めるようにと」

「いいんじゃない」

「ハイ」

マニュアル担当者の顔にプライドが見えました。

さいごに

マニュアルを作って、それをながめているみなさん、いかがでしたか。

みんなで作る作業は、大変だったと思いますが、しみじみと「よくやったよネー私達」という言葉が出てきているのでは…、と思います。

院長もチーフもベテランも新人も、やっていく中で成長がみえてきます。だってマニュアルは今まで暗黙の了解でやっていたことを一つ一つ確認する作業の繰り返しでしたものネ。でき上がったのに、院内のコミュニケーションが悪くなるなんて考えられないですもの。

さあ、ここでパッと打ち上げでもして、お祝いし、次のステップに上がりましょう!!

小原　啓子

お待ちかね！ 次は仕事の視える化シリーズ・パート２「5S」です。

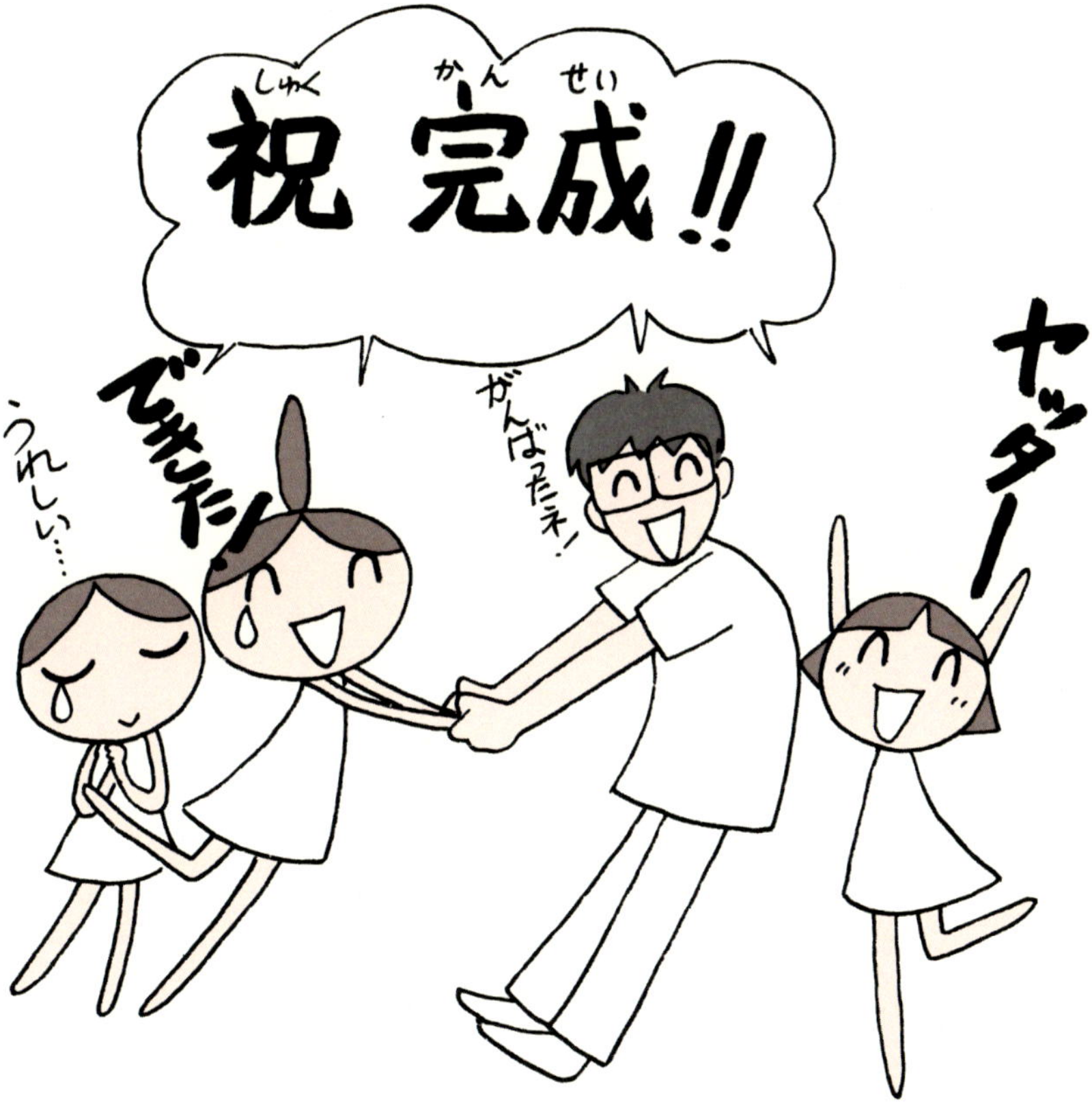
祝《しゅく》完《かん》成《せい》!!
うれしい…
できた!
がんばったネ!
ヤッター!

自己チェック!!

マニュアル作りで、組織としての文化を育てよう。

あなたは、どのレベルのスタッフ？
どの感覚を持っているのか、次のリストでチェックしましょう。
三段階です。

卵レベル……………入ってきたばかりのスタッフ。
これからです。

イキイキレベル…………一見、やる気満々。
だからちょっとズレている。

華のスタッフレベル……成長したね。さすがです。

華のスタッフレベルを目指して、ファイト!!

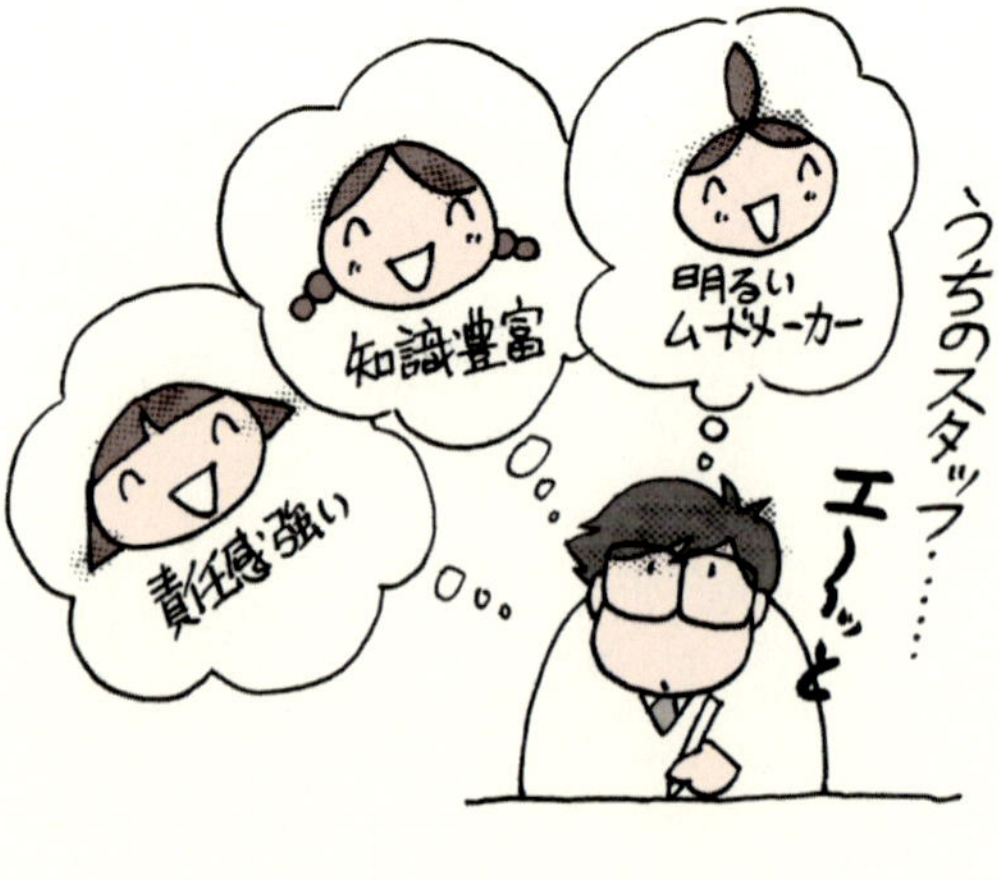

うちのスタッフ……
エ〜ッと
明るいムードメーカー
知識豊富
責任感強い

質問項目	卵レベル	イキイキレベル	華のスタッフレベル
『歯科医院の活性化』の本を すでに読んだ	そう言えば歯科医院に あったような…	読みました！	読み込み ました！ 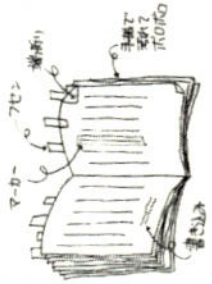
歯科医院の将来について 語り合ったことがある	自分の 将来だって… 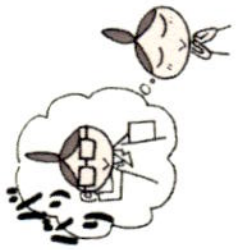	考えてみたことがある	先生、語り合いましょう
この歯科医院は誰のもの？ とふと考えることがある	エー、誰の？	それや、 先生のでしょ 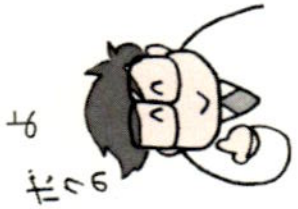	歯科医院を取り巻く すべてのヒトのもの
ベテランの 「それぐらいでいいわよ」 「そこまでしなくていいから」 の一言で仕事が決まることがある	楽なほうが いいもん 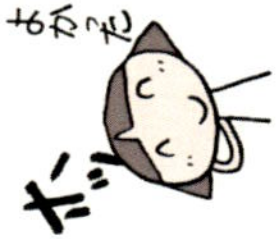	ちょっとは 考えようよ 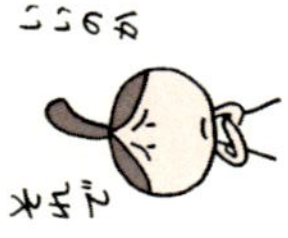	気が付いたことは何？
仕事のことで エ～こんなことまで決めるの？ と思ったことがある	今だって 覚えられないのに…	だって チャンとしたほうが いいでしょ	問題が出ている ので、改善して やってみようよ 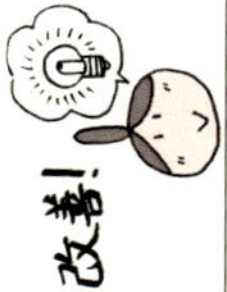

新人に言うことがスタッフによって違う	誰の話を聞いたらいいかわからない 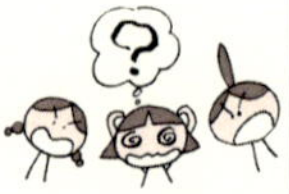	ちゃんと聞いててよ!	担当者を決めて、統一したやり方を固めようネ
歯科医院にやっといい人が来たと思うのに、長く勤めてくれない	やってられないですよ	根性がないんですよ若い人は 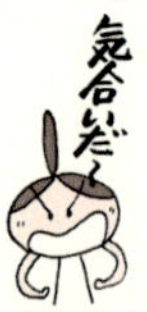 気合いだ～	率直に聞いて、体制を改善したい
患者さんから「あなたがいるから来るのよ」と言われたことがある	私にだって言われることがある… 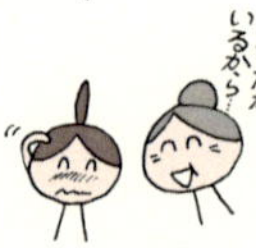 あなたがいるから…	私いつも言われています	○○さんがいるおかげで、私も勤めさせていただいています
チョッとしたことまでをも組み入れたマニュアルがほしい	複雑だったら逆にやりにくい	マニュアルを貼りだそう	貼りだしたうえでさらに改善ね
ちょっとした混乱が起きたとき、マニュアルがあったほうがいいと思ったときがある	今まで、マニュアル見てないよ 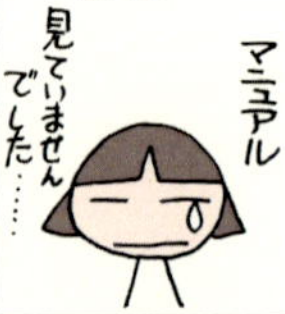 マニュアル見ていませんでした……	マニュアルと違うことをやってたでしょ 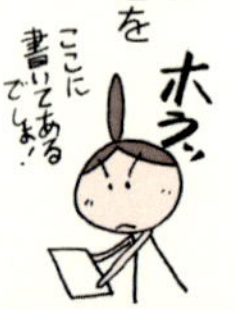 ホラッ ここに書いてあるでしょ!	マニュアル自体に問題があるかもしれないわ 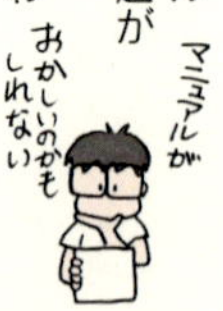 マニュアルがおかしいのかもしれない

みんなでマニュアルを作るとなると気が重い	エー、いつ作るんだろ	作るべきよ	作るための時間をどのように取ったらいいか考えようよ
自分より若い人がプロジェクトリーダーだったら仕事がやりにくい	私じゃ無理です 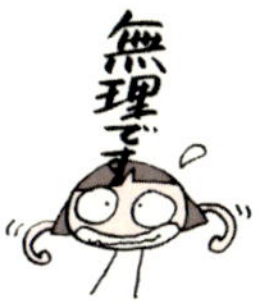	決まったらやってもらわないと	みんなで協力体制を取るわよ。指令塔としてドンドン言ってね 
普段から昼休みやミーティングで話しやすい環境がある	昼休みは、テレビを見て、お昼寝して… 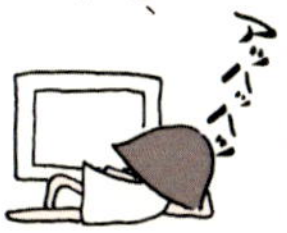	ちょっと、昼からの診療の準備して！	これ、どう思う？…そうか、いい考えだね、なるほど
計画は予定通りに進めるべきだと思う	言われればやります	決まったことはやらないと	できない場合は、みんなで支援しよう。早めに言ってね 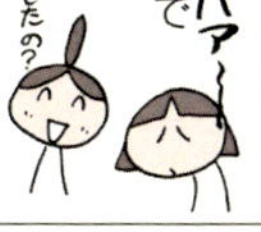
正しいことを言うときに柔らかい表現をするように気をつけている	新人ですから言い方は気を付けています	正直に言ったほうがいいですよ	誰にでもプライドがあるのよ。そこは配慮しなければね

<table>
<tr><td>マニュアル作りに必要な「ヒト」「モノ」「カネ」「情報」がそろっている</td><td>それって何ですか</td><td>『歯科医院の活性化』を読んだらわかるわよ</td><td>先生、みんなで協力しますので、準備させていただいていいですか</td></tr>
<tr><td>歯科助手を対象とした基本的な診療が書かれてあるテキストを用意している</td><td>あったらいいですね
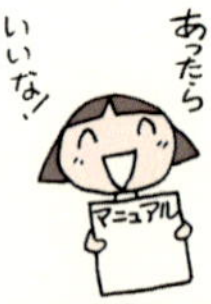</td><td>それより言ったことをメモ取ってよ</td><td>テキストは基本よ。マニュアルも見ながらやってみましょう</td></tr>
<tr><td>チェック表などの掲示物を貼る場所まで話し合ったことがある</td><td>どこに貼っているんですか
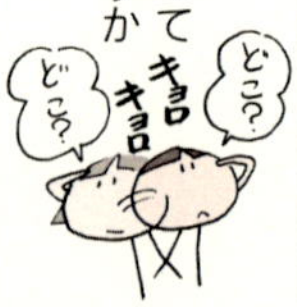</td><td>ここよ、ここ、わかるでしょ
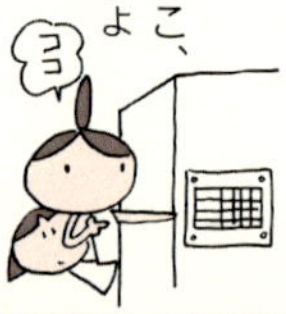</td><td>情報は新鮮なものが価値あるのよ。見えやすい所にね
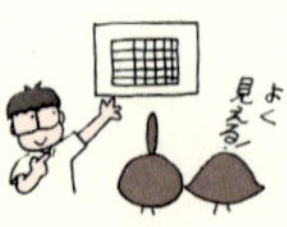</td></tr>
<tr><td>マニュアルの見直しは改善のたびごとに行われる</td><td>変わっていることがわからないです</td><td>マニュアル見た？
そう、違っている？
いつからかしら</td><td>定期的に改訂しましょう</td></tr>
<tr><td>常識がないと思われがちなスタッフの行動に隠れているもの
①言いにくい雰囲気
②ちょっとした思いやりのなさ
③余裕のない業務
④トラブル時のルールなし
思い当たる点がある</td><td>だって、
わからないんだもの</td><td>常識よ。勉強して</td><td>常識は人によって違うもの。
私達の文化として考えていきましょう</td></tr>
</table>

参考文献

1 野中郁次郎、竹内弘高：知識創造企業。東洋経済新聞社、1996。
2 柴田昌治、金田秀治：トヨタ式　最強の経営　なぜトヨタは変わり続けるのか。日本経済新聞社、2006。
3 若松義人：最強トヨタの7つの習慣　なぜ「すごい工夫」が「普通」にできるのか。大和書房、2006。
4 石井住枝：トヨタのできる人の仕事ぶり。中経出版、2006。
5 野口吉昭：課題解決の技術　「5段階思考法」がビジネスの勝敗を決める！。PHP研究所、2002。
6 UFJ総合研究所　経営戦略部：Series戦略実行　中期経営計画　戦略プランニング。日本能率協会マネジメントセンター、2003。
7 株式会社日本能率協会コンサルティング：実務入門　使える！　活かせる！　マニュアルのつくり方。日本能率協会マネジメントセンター、2006。
8 名倉広明：実務入門　ファシリテーションの教科書。日本能率協会マネジメントセンター、2004。
9 照屋華子、岡田恵子：ロジカル・シンキング。東洋経済新報社、2001。
10 佐伯　学、田中　信、塚松一也：もっとうまくできる業務改善。日本能率協会マネジメントセンター、2002。
11 OJTソリューションズ：トヨタの「問題解決」で会社が変わる。ベスト新書、2008。
12 勝見　明：セブン-イレブンの「16歳からの経営学」。宝島社、2005。
13 田尾雅夫：組織の心理学［新版］。有斐閣、1991。
14 水野敏哉：知っているようで知らない「法則」のトリセツ。徳間書店、2009。
15 遠藤　功：現場力を鍛える。東洋経済新報社、2004。
16 DIAMONDハーバード・ビジネス・レビュー編集部：［新版］動機づける力―モチベーションの理論と実戦。ダイヤモンドグラフィック社、2009。
17 遠藤　功：見える化。東洋経済新報社、2005。
18 柴田昌治：なんとか会社を変えてやろう。日本経済新聞社、1999。
19 株式会社日本能率教会コンサルティング：実務入門「個人のスキル」と「組織対応力」がアップする。日本能率協会マネジメントセンター、2008。
20 フレデリック・W・テイラー（有賀裕子訳）：科学的管理法　マネジメントの原点。ダイヤモンド社、2009。

マニュアル目次

大項目	小項目	作成者	作成月日

第　ステップ　　　ヵ月プランの状況　　　　平成　　年度

日　程									
メンバー									
／									
／									
／									
／									
／									
／									
／									
／									
／									
／									
／									
／									
／									
／									
／									
／									
／									
／									
／									
／									

治療

歯科診療補助マニュアル

カルテ記載

内容（意味・概要）

術前説明

準備器材・収納場所

手順	使用器材と補助・介助	注意事項	時間

術後説明

評価　到達基準（作業時間・レベル等）

年　　月　　日（　　　担当）作成

年　　月　　日（　　　担当）改正

治療

歯科衛生士業務マニュアル

カルテ記載
内容（意味・概要）
術前説明
準備器材・収納場所

手順	注意事項	時間

術後説明
評価　到達基準（作業時間・レベル等）

年　　月　　日（　　　担当）作成
年　　月　　日（　　　担当）改正

器材取扱いマニュアル

項目

内容（意味・概要）

準備器材・収納場所・器材取扱い・作業時間

注意事項

評価　到達基準（作業時間・レベル等）

年　　月　　日（　　　担当）作成

年　　月　　日（　　　担当）改正

【編著者略歴】

小《お》原《ばら》啓《けい》子《こ》

1980年　広島歯科衛生士専門学校卒業
　　　　広島歯科衛生士専門学校教員
1989年　広島口腔保健センター主任歯科衛生士
2000年　広島高等歯科衛生士専門学校教務主任
2004年　産業能率大学情報経営学科卒業
2006年　広島大学大学院社会科学研究科　マネジメント専攻　修了
2007年　デンタルタイアップ設立
2011年　株式会社デンタルタイアップ設立　代表取締役　修士(マネジメント)　経営士
2015年　神奈川歯科大学短期大学部客員教授

主な著書　歯科衛生士のための「P-I型歯周病治療ブック」1992年
はいしゃさんのアチョー女神さま　1996年　医歯薬出版
花の歯科衛生士 歯周治療にチャレンジ　2000年　医歯薬出版
チョーイケテル 花の歯科衛生士　2000年　医歯薬出版
これでチョーカンペキ歯科衛生士の新・歯周治療の本
　第1版　1996年，　第6版　2010年　医歯薬出版
輝く華の歯科衛生士　2006年　医歯薬出版
チームで取り組む歯科医院の活性化　2009年　医歯薬出版
歯科医院の活性化　仕事の視える化シリーズ
　Part 2　5Sで仕事の視える化　2010年　医歯薬出版
　Part 3　人財として人を育てる　2011年　医歯薬出版
　Part 4　ホンマモンの歯科医療スタッフ　2011年　医歯薬出版
歯科医院“経営の心得”　2012年　医歯薬出版
はいしゃさんの仕事段取り術　2014年　医歯薬出版
これでカンペキ歯科衛生士の歯周治療の本　2016年　医歯薬出版
はいしゃさんの仕事カイゼン術　2016年　医歯薬出版
はいしゃさんの働き方改革　2018年　医歯薬出版

【イラスト】

真《ま》砂《さご》　武《たけし》

1963年福岡県生まれ
5人の子供を持つ感性豊かな会社員。いつも小原の本のイラストを担当

歯科医院の活性化　仕事の視える化シリーズ
Part 1　マニュアル作りで仕事を視える化　ISBN978-4-263-44611-9

2010年 5月 1日　第1版第1刷発行
2019年10月10日　第1版第5刷発行

編著者　小　原　啓　子
発行者　白　石　泰　夫
発行所　医歯薬出版株式会社
〒113-8612　東京都文京区本駒込1-7-10
TEL.(03)5395-7638(編集)・7630(販売)
FAX.(03)5395-7639(編集)・7633(販売)
https://www.ishiyaku.co.jp/
郵便振替番号 00190-5-13816

乱丁，落丁の際はお取り替えいたします．　印刷　製本・真興社